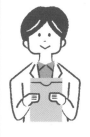

やさしくわかる

頻用薬

横浜市立大学附属病院
統括薬剤部長
佐橋幸子 監修

ナツメ社

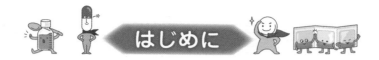

はじめに

本書を手に取っていただきありがとうございます。

この薬、処方箋によく書いてあるよね。何気なく処方される頻用薬だけど、本当に大丈夫かな。いつも調剤する薬だけど、どんな特徴があるのだろう。似たような薬があったような……ふとそんな疑問をもつことはありませんか？　そんなとき、気軽に見ることができて、すぐ確認できたらいいのにと思いますよね。

私たちは、そんな要望に応えられる項目を選びながら、少しのエッセンスを加えてまとめてみました。基本的なことを理解すること、全体的にバランスよく知識を習得できることを目的に作られた本です。まずは一度ご覧になってください。

処方例では、患者さんと接する折に、よくある状況を想定して解説しています。主な同種同効薬は、代表的薬剤の違いの一部を掲載しましたので参考にしてください。また、海外の発売状況や後発医薬品、OTC薬の有無も情報として把握できます。

コラムには、知っておくと楽しい、誰かに話してみたい、そんな内容が満載です。例えば、薬の命名由来や歴史、薬の大きさの意味、患者さんの訴えに潜むことなど、さまざまな情報を取り上げました。読者の方から「あっそうなの！　ちょっと得した気分」……そんな声が聞こえてきそうです。

なお、所々にある薬のイラストは、横浜市立大学のオリジナルイラストです。難しいといわれる「粉や水剤」のイラストが絶品です。2022年の世界患者安全デーのために描き下ろしたもので、抜群の表情をお楽しみください。

患者さんと接することの多い薬剤師や、第一線としてご活躍されている薬剤師に向けた書籍としてお届けします。皆様の参考書籍としてお手元にご用意いただくとうれしいです。

横浜市立大学　統括薬剤部長

佐橋　幸子

目次

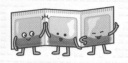

コラム一覧

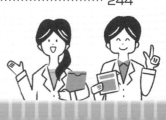

本書の使い方

- ●薬効分類を表しています。
- ●薬剤名は一般名で表記しています。

Point

- ●薬剤の特徴を簡潔にまとめています。

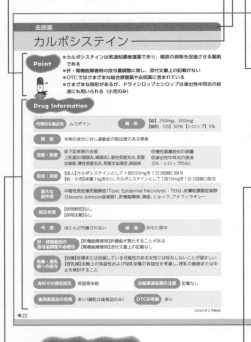

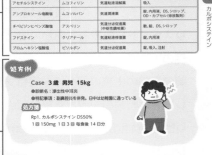

参考／おもな同種同効薬

- ●使用頻度が高い同種同効薬について、比較しやすい表にしました。

Drug Information

- ●添付文書や医薬品インタビューフォーム（IF）に基づいた情報が一覧として確認できます。

処方例

- ●患者背景も含めた処方例と、この薬剤が処方された理由や服薬指導をするにあたり注意すべきポイントを解説しています。

本書は原則一般名での記載としておりますが、一般名で誤認しやすい薬剤等に関しては、製品名での記載としております。本書に掲載されている製品名は、一般に各社の登録商標もしくは商標です。なお、本文および図表中では登録商標マーク（®）、商標マーク（TM）は省略させていただいております。

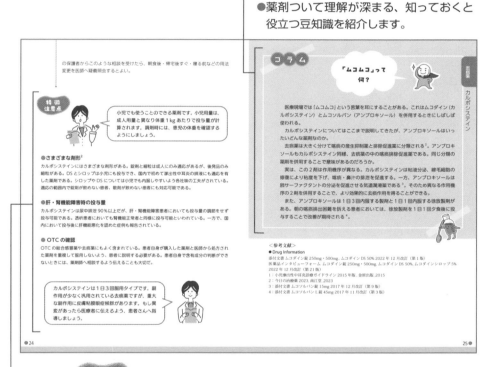

●薬剤ついて理解が深まる、知っておくと
　役立つ豆知識を紹介します。

●同種同効薬との比較、調剤・患者への服薬指導時の注意点など、
　調剤・投薬時に役立つ情報をわかりやすく解説しています。

※本書に掲載している医薬品の内容は、Drug Information 欄外に記載している日付時点のものです。
　詳細については、最新の添付文書および IF でご確認ください。

アセトアミノフェン

Point
- アセトアミノフェンは鎮痛・解熱作用があるが、抗炎症作用はほとんどない
- 非ステロイド消炎鎮痛薬（以下、NSAIDs）と比較して胃腸障害や腎機能障害といった副作用が少なく、小児や高齢者でも使いやすい
- 配合剤も発売されており、OTC では多くの総合感冒薬に配合されている

Drug Information

代表的な製品名	カロナール、アンヒバ、アルピニー、アセリオ

剤　形
【原末】
【細粒】20％、50％　　　　　　　　　　【DS】20％（小児用）、40％
【錠】200mg、300mg、500mg　　　　　【坐剤】50mg、100mg、200mg、400mg
【シロップ小児用】2％　　　　　　　　　【静注用】1000mg

警　告
本剤により重篤な肝障害が発現するおそれがあることに注意し、1日総量1500mgを超す高用量で長期投与する場合には、定期的に肝機能等を確認するなど慎重に投与すること。また、本剤とアセトアミノフェンを含む他の薬剤（一般用医薬品を含む）との併用により、アセトアミノフェンの過量投与による重篤な肝障害が発現するおそれがあることから、これらの薬剤との併用を避けること

禁　忌
1. 消化性潰瘍のある患者
2. 重篤な血液の異常のある患者
3. 重篤な肝障害のある患者
4. 重篤な腎障害のある患者
5. 重篤な心機能不全のある患者
6. 本剤の成分に対し過敏症の既往歴のある患者
7. アスピリン喘息（非ステロイド性消炎鎮痛剤による喘息発作の誘発）またはその既往歴のある患者

効能・効果
❶下記の疾患ならびに症状の鎮痛
頭痛、耳痛、症候性神経痛、腰痛症、筋肉痛、打撲痛、捻挫痛、月経痛、分娩後痛、がんによる疼痛、歯痛、歯科治療後の疼痛、変形性関節症
❷下記疾患の解熱・鎮痛
急性上気道炎（急性気管支炎を伴う急性上気道炎を含む）
❸小児科領域における解熱・鎮痛

用法・用量	【成人】＜前記❶の疾患ならびに症状の鎮痛＞アセトアミノフェンとして、1回300 〜 1000mgを経口投与し、投与間隔は4 〜 6時間以上。1日総量として4000mgを限度 ＜前記❷の疾患の解熱・鎮痛＞アセトアミノフェンとして、1回300 〜 500mgを頓用。原則として1日2回までとし、1日最大1500mgを限度 【小児】アセトアミノフェンとして、体重1kgあたり1回10 〜 15mgを経口投与し、投与間隔は4 〜 6時間以上。1日総量として60mg/kgを限度（成人の用量を超えない）
重大な副作用	ショック、アナフィラキシー、中毒性表皮壊死融解症（Toxic Epidermal Necrolysis：TEN）、皮膚粘膜眼症候群（Stevens-Johnson症候群）、急性汎発性発疹性膿疱症、喘息発作の誘発、劇症肝炎、肝機能障害、黄疸、顆粒球減少症、間質性肺炎、間質性腎炎、急性腎障害、薬剤性過敏症症候群
相互作用	【併用禁忌】なし 【併用注意】リチウム製剤、チアジド系利尿剤、アルコール（飲酒）、クマリン系抗凝血剤、カルバマゼピン、フェノバルビタール、フェニトイン、プリミドン、リファンピシン、イソニアジド、抗生物質
代謝	肝臓
排泄	尿中
肝・腎機能別の投与量調整の必要性	【肝機能障害時】重篤な肝障害のある患者には投与しないこと 【腎機能障害時】重篤な腎障害のある患者には投与しないこと
妊婦・授乳婦への投与	【妊婦】妊婦または妊娠している可能性のある女性には、次のリスクを考慮し、治療上の有益性が危険性を上回ると判断される場合にのみ投与すること ・妊娠後期の女性への投与により胎児に動脈管収縮を起こすことがある ・妊娠後期のラットに投与した実験で、弱い胎仔の動脈管収縮が報告されている 【授乳婦】治療上の有益性および母乳栄養の有益性を考慮し、授乳の継続または中止を検討すること
海外での発売状況	北米等多数
自動車運転等の注意	記載なし
後発医薬品の有無	あり
OTCの有無	あり

（2022 年 12 月時点）

成分名	代表的な製品名	効能・効果	アセトアミノフェン含有量	用法・用量
アセトアミノフェン、ジヒドロコデインリン酸塩、dl-メチルエフェドリン塩酸塩、ブロモバレリル尿素、ジプロフィリン、ジフェンヒドラミンサリチル酸塩	カフコデN	・かぜ症候群における鎮咳、鎮痛、解熱 ・気管支炎における鎮咳	100mg/錠	1回2錠を1日3回
アセトアミノフェン、サリチルアミド、無水カフェイン、プロメタジンメチレンジサリチル酸	PL配合顆粒	鼻汁、鼻閉、咽・喉頭痛、頭痛、関節痛、筋肉痛、発熱	150mg/g	1回1gを1日4回
アセトアミノフェン、イソプロピルアンチピリン、アリルイソプロピルアセチル尿素、無水カフェイン	SG配合顆粒	感冒の解熱、耳痛、咽喉痛、月経痛、頭痛、歯痛、症候性神経痛、外傷痛	250mg/g	1回1gを1日3〜4回（1日最高4gまで）
アセトアミノフェン、トラマドール	トラムセット	・非がん性慢性疼痛 ・抜歯後の疼痛	325mg/錠	・非がん性疼痛 1回1錠1日4回 ・抜歯後の疼痛 1回2錠（1日8錠まで）

処方例

Case 3歳 女性

●診断名：ウイルス感染に伴う発熱
●特記事項：体重13kg

処方箋

Rp1. アセトアミノフェン DS20%
1回130mg（成分量）1日3回 毎食後 7日分

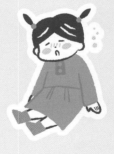

 処方解説

　一般的に熱性疾患に対してNSAIDsは対症療法として頻用されるが、小児に対しNSAIDsを使用するとReye症候群（急性脳症で肝臓ほか諸臓器の脂肪変性等により特徴づけられる）を誘発する危険性がある。そのため、日本小児科学会において、小児への解熱鎮痛薬の第一選択はアセトアミノフェンとされている。アセトアミノフェンは細粒のほか、シロップや坐剤などさまざまな剤形が存在するため、患者の年齢や状態に応じた投与が可能となる。

本症例は体重 1 kg あたりアセトアミノフェン 10mg であることから、処方量は妥当であろう。「小児科領域における解熱・鎮痛」の用法・用量には「1 日総量として 60mg/kg を限度とする」とあるが、成人の用量を超えないよう注意が必要である。

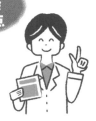

特徴
注意点

> アセトアミノフェンには細粒・錠剤・シロップ・坐剤と多くの剤型があり、患者さんの年齢や状態に応じて選択できます。

●小児や高齢者にも使いやすい

アセトアミノフェンは体温調節中枢や中枢神経に作用し、解熱・鎮痛効果を発揮すると考えられている。また、シクロオキシゲナーゼ（COX）阻害作用は弱いため、NSAIDs と比較し胃腸障害や腎機能障害などの副作用が少なく、小児および高齢者にも広く用いられる。さらに、アセトアミノフェンは剤形も豊富であり、患者の年齢や嚥下機能に応じて剤形を選択でき、使い勝手がよい。

●アセトアミノフェンを含有する合剤が多数存在

2023 年 2 月時点で、医療用医薬品として 6 剤のアセトアミノフェン含有製剤（配合剤）が発売されている。配合剤のメリットとして、1 種類の薬剤を服用することで 2 種類以上の薬を服用したのと同じ効果が期待され、患者の内服負担は軽減される。しかし、配合剤と気づかずに、同じような薬効をもつ薬剤を重複して内服してしまう可能性がある。現在 OTC でもアセトアミノフェン製剤を簡単に入手できる時代であり、併用薬や市販薬使用有無の確認は欠かせない。

●アセトアミノフェン中毒に注意

アセトアミノフェンを含有する製品を何種類も服用することによって、中毒を引き起こす場合がある。症状としては嘔吐や腹痛、肝不全があげられ、最悪の場合は死に至ることもある。中毒を起こすには推奨量の数倍のアセトアミノフェンを摂取する必要があるため、重篤な毒性が生じるほどの過剰摂取が偶発的に起こることは考えにくいが、時間をかけて少量ずつ何度も服用した場合にも毒性があらわれる可能性はあるため、注意が必要である。

> アセトアミノフェンを含有する OTC や配合剤は多数存在するため、アセトアミノフェン量として過量投与されていないか確認しましょう。

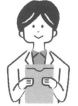

コラム

アセトアミノフェンの
作用機序は解明されていない？

　アセトアミノフェンは 1893 年に初めて医薬品として用いられ、以来 100 年以上にわたって世界中で広く利用されている長い歴史をもった解熱鎮痛薬であるが、現在もアセトアミノフェンの作用の正確な部位や機序は完全には解明されていない。

　現在考えられている作用機序としては、体温中枢に作用し、末梢血管を広げることで体外へ熱を逃し、体温を下げる働きをすると考えられている。また、カンナビノイド受容体やセロトニンを介した下行性抑制系（脳から脊髄へと下行性に痛みを抑制するシグナルを伝達する経路）を活性化することより、鎮痛効果をもたらすと推定されている[1]。アセトアミノフェンは NSAIDs と同様 COX を阻害するが、プロスタグランジンの合成抑制は弱く、抗炎症作用はほとんどないと考えられており、こうした理由から NSAIDs とは別に分類されている。

＜参考文献＞
● Drug Information
添付文書 カロナール錠 200mg・300mg・500mg 2023 年 2 月改訂（第 3 版）
医薬品インタビューフォーム カロナール錠 200mg・300mg・500mg, カロナール細粒 20%・50%, カロナール原末 2023 年 2 月改訂（第 1 版）
1：医薬品インタビューフォーム カロナール錠 , カロナール細粒 , カロナール原末

非ステロイド性消炎鎮痛薬

ロキソプロフェンナトリウム水和物

Point

- ●ロキソプロフェンナトリウム水和物（以下、ロキソプロフェン）は短時間作用型薬剤で速効性があり、切れ味もよい
- ●体内に吸収されてから活性型へ変化するプロドラッグ製剤であり、胃腸障害が比較的生じにくい
- ●OTCも発売されているが内服薬は第一類医薬品であるため、薬剤師による対面販売が必要である

Drug Information

| 代表的な製品名 | ロキソニン |

剤　形
【細粒】10%
【錠】60mg
【内服液】60mg/10mL
【ゲル】1％ 25g、50g
【パップ】100mg/枚
【テープ】50mg/枚、100mg/枚

禁　忌
1. 消化性潰瘍のある患者
2. 重篤な血液の異常のある患者
3. 重篤な肝機能障害のある患者
4. 重篤な腎機能障害のある患者
5. 重篤な心機能不全のある患者
6. 本剤の成分に対し過敏症の既往歴のある患者
7. アスピリン喘息（非ステロイド性消炎鎮痛剤等による喘息発作の誘発）またはその既往歴のある患者
8. 妊娠後期の女性

効能・効果
❶下記疾患並びに症状の消炎・鎮痛
関節リウマチ、変形性関節症、腰痛症、肩関節周囲炎、頸肩腕症候群、歯痛
❷手術後、外傷後ならびに抜歯後の鎮痛・消炎
❸下記疾患の解熱・鎮痛
急性上気道炎（急性気管支炎を伴う急性上気道炎を含む）

用法・用量
【成人】＜上記❶、❷の疾患ならびに症状の消炎・鎮痛＞ロキソプロフェン（無水物として）1回60mg、1日3回経口投与。頓用の場合は、1回60〜120mgを経口投与
＜上記❸の疾患の解熱・鎮痛＞ロキソプロフェン（無水物として）1回60mgを頓用。原則として1日2回までとし、1日最大180mgを限度

重大な副作用
ショック、アナフィラキシー、無顆粒球症、白血球減少、溶血性貧血、再生不良性貧血、血小板減少、皮膚粘膜眼症候群（Stevens-Johnson症候群）、中毒性表皮壊死融解症（Toxic Epidermal Necrolysis：TEN）、多形紅斑、急性汎発性発疹性膿疱症、急性腎障害、ネフローゼ症候群、間質性腎炎、うっ血性心不全、間質性肺炎、消化性潰瘍、消化管出血、消化管穿孔、小腸・大腸の狭窄・閉塞、劇症肝炎、肝機能障害、黄疸、喘息発作、無菌性髄膜炎、横紋筋融解症

相互作用	【併用禁忌】なし 【併用注意】クマリン系抗凝血剤、第Ⅹa因子阻害剤、スルホニル尿素系血糖降下剤、ニューキノロン系抗菌剤、メトトレキサート、リチウム製剤、チアジド系利尿薬、降圧剤

代 謝	肝臓	排 泄	尿中

肝・腎機能別の 投与量調整の必要性	【肝機能障害時】重篤な肝機能障害のある患者には投与しないこと 【腎機能障害時】重篤な腎機能障害のある患者には投与しないこと

妊婦・授乳 婦への投与	【妊婦】治療上の有益性が危険性を上回ると判断される場合にのみ投与すること。妊娠後期の女性には投与しないこと 【授乳婦】治療上の有益性および母乳栄養の有益性を考慮し、授乳の継続または中止を検討すること。動物実験(ラット)で乳汁中へ移行することが報告されている

海外での発売状況	34カ国(または地域)で承認を取得し、28カ国(または地域)で販売	自動車運転等の注意	記載なし

後発医薬品の有無	あり	OTCの有無	あり

(2023年2月時点)

参考／おもな同種同効薬(非ステロイド性消炎鎮痛薬)

成分名	代表的な製品名	血中半減期	用 法	
ジクロフェナク	ボルタレン	1.3時間	1日3回	経口投与
イブプロフェン	ブルフェン	2時間	1日3回	経口投与
セレコキシブ	セレコックス	7時間	1日2回	経口投与
エトドラク	ハイペン	7時間	1日2回	経口投与
ナプロキセン	ナイキサン	14時間	1日2〜3回	経口投与

処方例

Case　30歳　女性

- 診断名：抜歯後疼痛
- 特記事項：既往歴なし、CLcr90mL/min

処方箋

Rp1. ロキソプロフェン錠 60mg
1回1錠 1日3回 毎食後 5日分
RP2. レバミピド錠 100mg
1回1錠 1日3回 毎食後 5日分

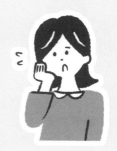

処方解説

　術後・外傷後の疼痛や、抜歯後の疼痛への短期投与には、吸収が早く速効性がある短時間作用型の非ステロイド性消炎鎮痛薬（以下、NSAIDs）が有効とされる。ロキソプロフェンは血中半減期が1.3時間であり、1日3回まで内服が可能であることから、自覚症状に合わせて患者自身が服用量をコントロールできるという利点もある。一方で、原疾患が改善すれば速やかに減量、中止し、漫然と投与しないことも大切である。NSAIDsの効果は約2週間程度で見当がつくので、無効な場合は別系統の薬物への変更も検討する。

　ロキソプロフェンは消化管障害の副作用軽減を目的としたプロドラッグであり、消化管から吸収された後、活性代謝物（trans-OH体）に変換されて作用するため、胃や十二指腸でシクロオキシゲナーゼ（以下、COX）を阻害することなく、プロスタグランジン（以下、PG）類の抑制が少ないと考えられているが、臨床ではレバミピド等の胃粘膜保護薬が併用されることが多い。

● NSAIDsとは？

　NSAIDsとはNon-Steroidal Anti-Inflammatory Drugsの略で、ステロイド構造を持たず、解熱作用、鎮痛作用、抗炎症作用を有する薬剤の総称である。NSAIDsは視床下部の体温調節中枢に作用することで解熱作用を、炎症部位で発痛物質の産生を抑制し末梢の侵害受容器への刺激を低下させることで鎮痛・抗炎症作用をもたらす。

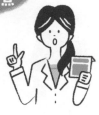

多くの臨床の場で NSAIDs が使用されますが、副作用も多く、患者背景の確認や副作用対策も重要です。

●小児への使用注意

ロキソプロフェンの添付文書には「小児等を対象とした臨床試験は実施していない」とあり、用法用量の項にも「成人に」と記載されている。また、ロキソプロフェンの OTC は「15 歳以上に対し使用可能」と記載されている。インフルエンザや水痘の小児に NSAIDs を使用すると Reye 症候群を発症する懸念があること、一部の NSAIDs がインフルエンザ脳炎・脳症の予後不良因子であることから、小児への投与は避けることが望ましい。

●ロキソプロフェンによる薬剤性腎障害

NSAIDs は薬剤性腎障害の原因薬剤になることがある。PG は発熱や痛みの原因になるとともに、胃や腎臓を守る役割も果たしており、NSAIDs によって PG の産生が阻害されることにより糸球体の輸入細動脈が収縮し、GFR が低下するといわれている。NSAIDs による薬剤性腎障害発症のリスク因子として、高齢者、高血圧、糖尿病などがあげられる。NSAIDs の適正使用によって薬剤性腎障害の発症率を減少させるとの報告[1] もあることから、NSAIDs の漫然投与は避けることが望ましい。

● NSAIDs による喘息発作に注意

解熱鎮痛薬過敏喘息（アスピリン喘息）は、NSAIDs により気道狭窄症状を呈する非アレルギー性の過敏症であり、成人喘息患者の約 10％を占める[2]。ロキソプロフェンをはじめ、アスピリン以外の NSAIDs でも発作が誘発され、COX-1 阻害作用が強い NSAIDs ほど過敏反応は強いとされる。喘息の既往がある患者への投与は注意が必要であり、比較的安全に投与できるといわれているアセトアミノフェンや COX-2 選択的阻害薬への変更も考慮すべきである。

現在、30 種類を超える NSAIDs が発売されています。各薬剤で適応症、副作用、血中半減期、COX 選択性、剤形が異なるので、選択肢が豊富です。

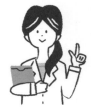

コラム

ロキソプロフェンは 海外ではあまり使用されない？

　日本では、解熱鎮痛薬といえばロキソプロフェンをはじめとした NSAIDs が頻用される。鎮痛薬市場における NSAIDs のシェアは、日本が 80.7％ であるのに対し、米国で 21.3％、欧州で 33.5％ とのデータもある[3]。

　ロキソプロフェンは日本で開発された薬剤であり、欧米では販売されていない。1986 年に「関節リウマチ、変形性関節炎、腰痛症、肩関節周囲炎、頸肩腕症候群・鎮痛」、「手術後、外傷後ならびに抜歯後の鎮痛・消炎」の効能または効果で製造販売承認を取得している。以降、適応拡大やスイッチ OTC の販売が進み、人々の生活に身近な薬剤の一つとなったが、海外ではなぜ NSAIDs の使用が少ないのだろうか。

　世界的には、複数のガイドラインにおいてアセトアミノフェンが鎮痛の第一選択薬にあげられている。これはアセトアミノフェンの有効性に加え、NSAIDs と比較し副作用リスクが低く、安全性の評価も高いためと想定される。

　NSAIDs は副作用も多い薬剤だが、注意して使用すれば患者の生活の質を向上させることのできる薬剤である。安全な薬物治療の提供のためにも万全な副作用対策を講じる必要がある。

<参考文献>

● Drug Information
・添付文書 ロキソニン錠 60mg, ロキソニン細粒 10％ 2022 年 10 月改訂 (第 2 版)
・医薬品インタビューフォーム ロキソニン錠 60mg, ロキソニン細粒 10％ 2022 年 12 月改定 (第 12 版)
1：NSAIDs による腎障害-COX-2 阻害薬およびアセトアミノフェンは腎障害を起こすか. 日腎会誌 2016;58
　　（7）:1059-1063
2：厚生労働省. 重篤副作用疾患別対応マニュアル　非ステロイド性抗炎症薬による喘息発作（アスピリン喘息,
　　解熱鎮痛薬喘息, アスピリン不耐喘息,NSAIDs 過敏喘息）平成 18 年 11 月（令和 4 年 2 月改訂）
3：甲斐健太郎：アセトアミノフェン鎮痛目的利用の国内外差およびその普及による薬剤費低減の可能性. 薬
　　剤疫学 2012:17（2）:75-86

去痰薬

カルボシステイン

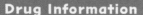

Point
- カルボシステインは気道粘膜修復薬であり、喀痰の排除を促進させる薬剤である
- 肝・腎機能障害時の投与量調整に関し、添付文書上の記載がない
- OTCではさまざまな総合感冒薬や去痰薬に含まれている
- さまざまな剤形があるが、ドライシロップとシロップは滲出性中耳炎の排液にも用いられる（小児のみ）

Drug Information

代表的な製品名	ムコダイン	剤 形	【錠】250mg、500mg 【細粒・DS】50%【シロップ】5%

禁 忌	本剤の成分に対し過敏症の既往歴のある患者

効能・効果	❶下記疾患の去痰 上気道炎（咽頭炎、喉頭炎）、急性気管支炎、気管支喘息、慢性気管支炎、気管支拡張症、肺結核	❷慢性副鼻腔炎の排膿 ❸滲出性中耳炎の排液 （DS・シロップのみ）

用法・用量	【成人】カルボシステインとして1回500mgを1日3回経口投与 【幼・小児】体重1kgあたり、カルボシステインとして1回10mgを1日3回経口投与

重大な 副作用	中毒性表皮壊死融解症（Toxic Epidermal Necrolysis：TEN)、皮膚粘膜眼症候群（Stevens-Johnson症候群)、肝機能障害、黄疸、ショック、アナフィラキシー

相互作用	【併用禁忌】なし 【併用注意】なし

代 謝	ほとんど代謝されない	排 泄	おもに尿中

肝・腎機能別の 投与量調整の必要性	【肝機能障害時】肝機能が悪化することがある 【腎機能障害時】添付文書上の記載なし

妊婦・授乳 婦への投与	【妊婦】妊婦または妊娠している可能性のある女性には投与しないことが望ましい 【授乳婦】治療上の有益性および母乳栄養の有益性を考慮し、授乳の継続または中止を検討すること

海外での発売状況	英国等多数	自動車運転等の注意	記載なし

後発医薬品の有無	あり（細粒は後発品のみ）	OTCの有無	あり

（2023年2月時点）

参考／おもな同種同効薬(去痰薬)

成分名	代表的な製品名	分類	剤形
アセチルシステイン	ムコフィリン	気道粘液溶解薬	吸入
アンブロキソール塩酸塩	ムコソルバン	気道潤滑薬	錠、内用液、DS、シロップ、OD・カプセル(徐放製剤)
チペピジンヒベンズ酸塩	アスベリン	気道分泌促進薬(中枢性鎮咳薬)	散、錠、DS、シロップ
フドステイン	クリアナール	気道粘液修復薬	錠、内用液
ブロムヘキシン塩酸塩	ビソルボン	気道分泌促進薬	錠、吸入、注射

処方例

Case 3歳 男児 15kg

●診断名：滲出性中耳炎
●特記事項：副鼻腔炎を併発。日中は幼稚園に通っている

【処方箋】

Rp1. カルボシステイン DS50%
1回 150mg 1日3回 毎食後 14日分

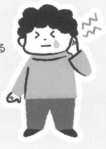

【処方解説】

　カルボシステイン DS とシロップは、小児における滲出性中耳炎の排液について、国内で初めて適応を有した経口剤である[1]。

　「小児滲出性中耳炎診療ガイドライン 2015 年版」[2] において、鼓膜の病的変化がなければ発症から3カ月は手術加療を行わずに経過観察・保存加療が勧められている。発症から3カ月で治癒しない滲出性中耳炎は、その後も自然治癒しないことが多いためである。副鼻腔炎やアレルギー性鼻炎を合併しているときには、適切な治療を行うべきとされている。

　Case のように、副鼻腔炎を合併しているときにも選択肢となるのが、このカルボシステインである。障害された中耳粘膜を修復し、線毛運動を回復させることにより中耳貯留液の排泄を促進する。小児滲出性中耳炎患児は、健常児に比べて鼻腔・耳管咽頭口の粘膜線毛機能が優位に低下していることが示されており、線毛機能の改善により周辺器官の炎症病変への効果が期待される。

　Case では日中幼稚園に通っているため、昼食後に内服させることが難しい。患児

の保護者からこのような相談を受けたら、朝食後・帰宅後すぐ・寝る前などの用法変更を医師へ疑義照会するとよい。

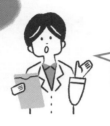

小児でも使うことのできる薬剤です。小児用量は、成人用量と異なり体重1kgあたりで投与量が計算されます。調剤時には、患児の体重を確認するようにしましょう。

●さまざまな剤形[2]

カルボシステインにはさまざまな剤形がある。錠剤と細粒は成人にのみ適応があるが、後発品のみ細粒がある。DSとシロップは小児にも投与でき、国内で初めて滲出性中耳炎の排液にも適応を有した薬剤である。シロップやDSについては小児でも内服しやすいよう各社味の工夫がされている。適応の範囲内で錠剤が飲めない患者、散剤が飲めない患者にも対応可能である。

●肝・腎機能障害時の投与量

カルボシステインは尿中排泄90%以上だが、肝・腎機能障害患者においても投与量の調節をせず投与可能である。透析患者においても腎機能正常者と同様に投与可能といわれている。一方で、国内において投与後に肝機能悪化を認めた症例も報告されている。

● OTC の確認

OTCの総合感冒薬や去痰薬にもよく含まれている。患者自身が購入した薬剤と医師から処方された薬剤を重複して服用しないよう、患者に説明する必要がある。患者自身で含有成分の判断ができないときには、薬剤師へ相談するよう伝えることも大切だ。

カルボシステインは1日3回服用タイプです。副作用が少なく汎用されている去痰薬ですが、重大な副作用に皮膚粘膜眼症候群があります。もし異変があったら医療者に伝えるよう、患者さんへ指導しましょう。

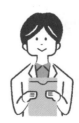

コラム

「ムコムコ」って何？

　医療現場では「ムコムコ」という言葉を耳にすることがある。これはムコダイン（カルボシステイン）とムコソルバン（アンブロキソール）を併用するときにしばしば使われる。

　カルボシステインについてはここまで説明してきたが、アンブロキソールはいったいどんな薬剤なのか。

　去痰薬は大きく分けて喀痰の産生抑制薬と排除促進薬に分類される[2]。アンブロキソールもカルボシステイン同様、去痰薬の中の喀痰排除促進薬である。同じ分類の薬剤を併用することで意味があるのだろうか。

　実は、この2剤は作用機序が異なる。カルボシステインは粘液分泌、線毛細胞の修復により粘度を下げ、喀痰・鼻汁の排泄を促進する。一方、アンブロキソールは肺サーファクタントの分泌を促進させる気道潤滑薬である[3]。そのため異なる作用機序の2剤を併用することで、より効果的に去痰作用を得ることができる。

　また、アンブロキソールは1日3回内服する製剤と1日1回内服する徐放製剤がある。朝の喀痰排出困難を訴える患者においては、徐放製剤を1日1回夕食後に投与することで改善が期待される[4]。

＜参考文献＞

● Drug Information

添付文書 ムコダイン錠 250mg・500mg, ムコダイン DS 50% 2022年12月改訂（第1版）
医薬品インタビューフォーム ムコダイン錠 250mg・500mg, ムコダイン DS 50%, ムコダインシロップ 5%
2022年12月改訂（第21版）
1：小児滲出性中耳炎診療ガイドライン 2015年版, 金原出版 ,2015
2：今日の治療薬 2023, 南江堂 ,2023
3：添付文書 ムコソルバン錠 15mg 2017年12月改訂（第9版）
4：添付文書 ムコソルバン L錠 45mg 2017年11月改訂（第3版）

デキストロメトルファン臭化水素酸塩水和物

Point

- デキストロメトルファン臭化水素酸塩水和物（以下、デキストロメトルファン）は中枢性鎮咳薬の非麻薬性に分類される薬剤である
- 肝・腎機能障害時の投与量調整に関し、添付文書上の記載がない
- 副作用が少なく汎用されているが、併用注意の薬剤がある
- OTCではさまざまな総合感冒薬に含まれている

Drug Information

代表的な製品名	メジコン	剤　形	【錠】15mg【散・細粒】10% 【配合シロップ】2.5mg/mL【注射】5mg

禁　忌	本剤の成分に対し過敏症の既往歴のある患者

効能・効果	❶下記疾患に伴う咳嗽　感冒、急性気管支炎、慢性気管支炎、気管支拡張症、肺炎、肺結核、上気道炎(咽喉頭炎、鼻カタル)　❷気管支造影術および気管支鏡検査時の咳嗽

用法・用量	【成人】デキストロメトルファン臭化水素酸塩水和物として1回15〜30mgを1日1〜4回に分割経口投与。(配合シロップ)1日成人：18〜24mL、8〜14歳：9〜16mL、3カ月〜7歳：3〜8mLを3〜4回に分割経口投与

重大な副作用	呼吸抑制、ショック、アナフィラキシー

相互作用	【併用禁忌】なし 【併用注意】選択的MAO-B阻害薬(セレギリン塩酸塩、ラサギリンメシル酸塩、サフィナミドメシル酸塩等)、薬物代謝酵素(CYP2D6)を阻害する薬剤(キニジン、アミオダロン、テルビナフィン等)、セロトニン作用薬(SSRI等)

代　謝	おもにCYP2D6	排　泄	糞中および尿中

肝・腎機能別の投与量調整の必要性	【肝機能障害時】添付文書上の記載なし 【腎機能障害時】添付文書上の記載なし

妊婦・授乳婦への投与	【妊婦】治療上の有益性が危険性を上回ると判断される場合にのみ投与すること 【授乳婦】治療上の有益性および母乳栄養の有益性を考慮し、授乳の継続または中止を検討すること

海外での発売状況	該当資料なし	自動車運転等の注意	眠気を催すことがあるので、本剤投与中の患者には自動車の運転等危険を伴う機械の操作に従事させないように注意すること

後発医薬品の有無	あり	OTCの有無	あり

（2023年2月時点）

参考／おもな同種同効薬(鎮咳薬)

成分名	代表的な製品名	用法・用量(成人)	特徴
コデインリン酸塩水和物	コデインリン酸塩	1回20mg 1日60mg 経口投与	麻薬性。12歳未満の小児禁忌
ジヒドロコデインリン酸塩	ジヒドロコデインリン酸塩	1回10mg 1日30mg 経口投与	麻薬性。コデインリン酸塩より鎮咳効果が高い。12歳未満の小児禁忌
ジメモルファンリン酸塩	アストミン	1回10〜20mg 1日3回 経口投与	小児にも投与可
チペピジンヒベンズ酸塩	アスベリン	1日60〜120mg 1日3回に分割経口投与	小児にも投与可。去痰作用あり

処方例

Case 30歳 女性

- ●診断名：上気道炎
- ●特記事項：1週間前から発症、痰の絡まない咳のみ症状が持続し疲労感あり。車の運転はしない。常用薬なし

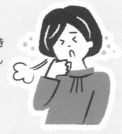

処方箋

Rp1. デキストロメトルファン錠 15mg
1回1錠 1日3回 毎食後7日分

処方解説

　「咳嗽・喀痰の診療ガイドライン 2019」[1]では原因疾患を同定し、疾患特異的な治療を行うこととされている。現在使用できる疾患特異的な治療薬はすべて末梢性に作用し、中枢性鎮咳薬の使用はできる限り控えることとされている。生体防御反応として「必要な咳」も抑制してしまったり、原因が明らかにされないまま咳が改善してしまったりするためである。しかし、持続的な咳嗽による睡眠障害など、生活へ影響がある場合には鎮咳薬の使用が考慮される。まずは非麻薬性から開始し、無効であれば麻薬性を考慮する。

　Caseでは、乾性咳嗽の持続によって体力を消耗しており、日常的に車等の運転をしない患者へのデキストロメトルファン投与は妥当と考えられる。眠気が起きる可能性があるため、服用中は運転等を行わないよう患者指導する必要がある。また、デキストロメトルファンはセレギリンなどMAO-B阻害薬と併用することで、脳内セロトニン濃度が上昇するおそれがあり、添付文書上併用注意となっている。Caseでは併用薬がない患者であるため、問題ない。

感染後の咳嗽ではデキストロメトルファンに対し、麦門冬湯が有意に早く鎮咳効果を示したという報告もある[2]。

**特徴
注意点**

> このお薬は眠くなることがあります。服用中は、自動車の運転などしないようにしましょう。

●非麻薬性鎮咳薬

デキストロメトルファンは合成オピオイド化合物だが、鎮咳作用のみをもち鎮痛作用はないことから、非麻薬性の中枢性鎮咳薬に分類されている。そのため、便秘や呼吸抑制など麻薬性に特異的な副作用は起こりにくいが、眠気が起こる可能性がある。麻薬性と比べると副作用が軽度であることから、使用頻度が高い薬剤である。コデインリン酸塩やジヒドロコデインリン酸塩は、呼吸抑制の副作用のため12歳未満の小児に対し禁忌となっているのに対し、デキストロメトルファンは小児にも使用可能となっている（配合シロップ）。

●腎機能障害時の投与量

デキストロメトルファンは添付文書では投与量調整の記載がない。一方、15 ≦ CCr<60mL/minでは75%量へ減量、15mL/min未満では50%量へ減量を推奨する書籍もある[3]。また、海外においてデキストロメトルファン過量投与に対し、ナロキソンを使用し改善したとの報告がある[4]。過量投与を疑う症状がみられた際には、腎・肝機能によらず減量や中止を検討する必要がある。

● OTCの確認

OTCの総合感冒薬にもよく含まれている。患者自身が購入した薬剤と医師から処方された薬剤を重複して服用しないよう、患者に説明する必要がある。過量投与となってしまう可能性もあるため、患者自身で含有成分の判断ができないときには、薬剤師へ相談するよう伝えることも大切だ。

> デキストロメトルファンはOTCにも含まれています。併用注意の薬もあるので、ほかの病院から処方されている薬などがないか患者さんに聞き、併用薬のチェックも行うようにしましょう。

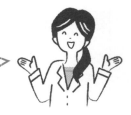

コラム

咳ってどうして起こるの？

　咳嗽は、気道内に貯まった分泌物や異物を体外へ吐き出そうとして起こる、生体防御反応の一つである[1]。気道にある咳受容体の刺激が、迷走神経反射を介して咳中枢に伝達される。経路には、①咳受容体の感受性が亢進する経路（胃食道逆流症やACE阻害薬による咳嗽で生じる）、②気道平滑筋収縮を介する経路（気管支喘息や咳喘息で生じる）があり、その結果咳嗽が起こる。

　鎮咳薬は大きく分けて、中枢性と末梢性がある。中枢性鎮咳薬は痰の排出を障害するため、感染後の咳嗽など乾性咳嗽に用いられる。つまり湿性咳嗽（痰の出る咳）では、むやみに鎮咳薬を使わないほうがよい。

　デキストロメトルファンと同じ中枢性の鎮咳薬には、麻薬性のコデインがある。コデインは強い咳嗽に用いられるが、呼吸抑制・気管支攣縮などの副作用があり、喘息発作や重篤な慢性閉塞性肺疾患（COPD）には用いない[5]。

　ひとことで「咳」とまとめられるが、咳が生じる原因により使うべき薬剤を考えることが重要といえる。

＜参考文献＞

● Drug Information

添付文書 メジコン錠15mg, メジコン散10% 2022年6月改訂（第1版）
医薬品インタビューフォーム メジコン錠15mg, メジコン散10%, メジコン配合シロップ 2022年11月改訂（第18版）

1：日本呼吸器学会. 咳嗽・喀痰の診療ガイドライン 2019, メディカルレビュー社, 2019
2：Fujimori K et al. : Japanese Journal of Oriental Medicine. 2001 ; 51 : 725-32.
3：腎機能別薬剤投与量 POCKET BOOK 第4版, じほう, 2022
4：Schneider, S.M. et al. : Am. J. Emerg. Med. 1991 ; 9 : 237-238.（PMID : 2018593）
5：今日の治療薬 2023, 南江堂, 2023

ビランテロールトリフェニル酢酸塩・フルチカゾンフランカルボン酸エステル

Point

- ●ビランテロールトリフェニル酢酸塩・フルチカゾンフランカルボン酸エステル（以下：ビランテロール・フルチカゾン）は長時間作用型β_2刺激薬と合成コルチコステロイドの配合剤であり、吸入薬として用いられている
- ●規格によりフルチカゾンの配合量・適応が異なり、高用量（200μg）含有製剤は気管支喘息のみの適応である
- ●当該適応症の長期管理を目的として使用される

Drug Information

代表的な製品名	レルベアエリプタ	剤 形	【吸入】100μg、200μg（フルチカゾン含有量として）

禁 忌	1 有効な抗菌剤の存在しない感染症、深在性真菌症の患者 2 本剤の成分に対し過敏症の既往歴のある患者

効能・効果	❶気管支喘息（吸入ステロイド剤および長時間作動型吸入β_2刺激剤の併用が必要な場合）	❷慢性閉塞性肺疾患（慢性気管支炎・肺気腫）の諸症状の緩解（吸入ステロイド剤および長時間作動型吸入β_2刺激剤の併用が必要な場合）

用法・用量	【気管支喘息・慢性閉塞性肺疾患（慢性気管支炎・肺気腫）の諸症状の緩解】 レルベア100エリプタ1吸入（ビランテロールとして25μgおよびフルチカゾンフランカルボン酸エステルとして100μg）と1日1回吸入 【気管支喘息のみ】症状に応じてレルベア200エリプタ1吸入（ビランテロールとして25μgおよびフルチカゾンフランカルボン酸エステルとして200μg）を1日1回吸入

重大な副作用	アナフィラキシー反応、肺炎

相互作用	【併用禁忌】なし 【併用注意】CYP3A4阻害作用を有する薬剤（リトナビル、ケトコナゾール、エリスロマイシン等）、β遮断薬、QT延長を起こすことが知られている薬剤（抗不整脈薬、三環系抗うつ薬等）

代 謝	おもにCYP3A4	排 泄	糞中および尿中

肝・腎機能別の投与量調整の必要性	【肝機能障害時】本剤の血中濃度が増加し、全身性の作用が発現する可能性が高くなるおそれがある 【腎機能障害時】添付文書上の記載なし
妊婦・授乳婦への投与	【妊婦】治療上の有益性が危険性を上回ると判断される場合にのみ投与すること。ビランテロールの高用量の吸入または皮下投与により、ウサギの胎児に眼瞼開存、口蓋裂などの所見および発育抑制が報告されている。またフルチカゾンフランカルボン酸エステルの高用量の吸入投与により、母動物毒性に関連した胎児の低体重、胸骨の不完全骨化の発現率増加（ラット）、および流産（ウサギ）が報告されている 【授乳婦】治療上の有益性および母乳栄養の有益性を考慮し、授乳の継続または中止を検討すること。他のβ₂刺激剤および副腎皮質ステロイド剤はヒト乳汁中に移行することが知られている。ラットの授乳期にビランテロールまたはフルチカゾンフランカルボン酸エステルを単独で投与したとき、生後10日の出生児血漿中に薬物が検出された（それぞれ1/54または6/54例）
海外での発売状況	米国および欧州およびその他の国や地域
自動車運転等の注意	記載なし
後発医薬品の有無	なし
OTCの有無	なし

（2023年2月時点）

参考／おもな同種同効薬（吸入ステロイド薬/長時間作用性吸入β₂刺激薬配合剤）[1]

成分名	代表的な製品名	用法	発作時の対応
サルメテロールキシナホ酸塩、フルチカゾンプロピオン酸エステル	アドエア	1日2回 吸入	他の短時間作用性β₂刺激薬を使用
ホルモテロールフマル酸塩水和物、ブデソニド	シムビコート	1日2回 吸入	追加吸入で対応可能
ホルモテロールフマル酸塩水和物、フルチカゾンプロピオン酸エステル	フルティフォーム	1日2回 吸入	他の短時間作用性β₂刺激薬を使用
インダカテロール酢酸塩、モメタゾンフランカルボン酸エステル	アテキュラ吸入用カプセル	1日1回 吸入	他の短時間作用性β₂刺激薬を使用

処方例

Case 67歳 男性
- 診断名：気管支喘息
- 特記事項：気管支喘息　コントロール不良

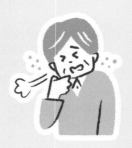

処方箋

Rp1. レルベア 100 エリプタ 14 吸入用
1回1吸入 1日1回 1本
Rp2. サルタノールインヘラー 100μg
1回2吸入 発作時 1本

処方解説

　吸入ステロイド薬（ICS）と長時間作用性吸入β_2刺激薬（LABA）配合剤は、ICSとLABAを個々に吸入するより有効性が高い[2]。配合剤の利点としては、吸入回数の減少によるアドヒアランスの向上、LABAの単独使用を防止できる点がある。また、β_2刺激薬の連用はβ_2刺激薬受容体の down regulation を引き起こすとされているが、ICSとの併用によりグルココルチコイド受容体の活性化を引き起こし、ICSの抗炎症作用を増強、およびICSがβ_2遺伝子の転写を活性化させ、β_2受容体の down regulation を防ぐ効果がある[3]。

　レルベアエリプタは、1日1回吸入のため高いアドヒアランスが期待でき、臨床試験において他のICSおよびICS/LABAを含む通常の喘息治療に比べて優れた症状改善効果が認められた[4]。

　「喘息予防・管理ガイドライン 2021」[5]にて、ICS/LABA配合剤は喘息治療における長期管理薬に位置づけられており、レルベアエリプタはすでに起きている喘息発作を軽減する薬剤ではないこと、発作時は短時間作動型吸入β_2刺激薬（SABA）のサルタノールインヘラーを使用するよう指導を行う。また、SABAの使用量の増加や効果不十分になってきた場合には、疾患管理が十分でないことが考えられ、速やかに医師へ相談するよう指導を行う必要がある。

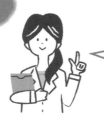

使用後は口腔カンジダや嗄声（さ せい）を防ぐため、うがいをするよう指導します。うがいが困難な場合には、口腔内をすすぐよう指導しましょう。吸入を行う時間をうがいのタイミングに合わせるなど、本人の生活スタイルに合わせて提案を行うとよいでしょう。

●肝・腎機能障害時の投与量 [6, 7]

肝機能障害者では、血中濃度上昇による全身性の作用発現の可能性が高くなるおそれありとの記載がある。フルチカゾンフランカルボン酸エステル（以下、FF）の AUC_{0-24} が健康成人に比べて肝機能障害者では最大約3倍に増加したとの報告によるものと推察されるが、減量に関する記載はない。また、重度腎機能障害者（CLcr:30mL/min 未満）および健康成人にビランテロールトリフェニル酢酸塩（以下 VI）・FF 25・200 μg を1日1回7日間吸入投与したとき、健康成人に比べて腎機能障害者は投与7日目の血漿中 VI の Cmax および AUC_{0-24} はそれぞれ8および56% 増加し、FF の Cmax および AUC_{0-24} はそれぞれ4および9% 低下した（外国人データ）との報告があるが、腎機能に応じた投与量の調節は不要とされている。

●薬物間相互作用 [6]

FF および VI は、主として CYP3A4 で代謝される。CYP3A4 を阻害する薬剤であるリトナビル、エリスロマイシン等との併用により本剤の血中濃度が上昇し、副腎皮質ステロイド薬を全身投与した場合と同様の症状があらわれる可能性との記載があるため、注意が必要である。そのほか、β 遮断薬との併用で本剤の効果減弱、QT 間隔延長を引き起こす可能性がある薬剤（抗不整脈薬、三環系抗うつ薬）との併用で QT 間隔が延長するおそれとの記載がある。

●小児への投与 [6]

小児等を対象とした臨床試験は実施していない。よって小児に対して処方されていた場合は疑義照会が必要である。

吸入薬は製品によって使用方法が異なるため、製薬会社提供の説明書等を用いて指導を行うとよいでしょう。

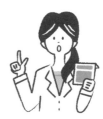

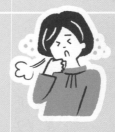

コラム

**アスピリン
喘息（ぜんそく）とは？**

　アスピリン喘息は COX-1 阻害作用をもつ NSAIDs により、強い気道症状を呈する非アレルギー性の過敏症（不耐症）である。詳しい機序は不明だが、COX-1 阻害によるプロスタグランジン産生の減少、相対的ロイコトリエン産生の増加により気道が収縮、喘息発作が誘発すると考えられている。鼻閉や流涙なども伴うため、近年は「aspirin-exacerbated respiratory disease（AERD）」とよばれる。症状は注射薬、坐薬、内服薬の順に出現が速く、貼付薬、塗布薬、点眼薬などの外用薬でも出現する[5]。

　長期管理、急性増悪時ともに通常の喘息と同様であるが、急性増悪時のステロイド薬の全身投与では注意が必要となる。コハク酸エステル型ステロイド製剤（ソル・コーテフ、ソル・メドロール等）は症状増悪の可能性が高く使用は避ける。リン酸エステル型ステロイド製剤（リンデロン、デカドロン等）は使用可能だが、添加物による悪化の可能性があるため、原則急速静注は絶対禁忌、1〜2時間かけての投与が望ましい。発熱時・疼痛時に AERD で使用可能な薬剤としては、アセトアミノフェン（1回 300mg 以下）、選択的 COX-2 阻害薬、モルヒネ、ペンタゾシン、非エステル型ステロイド経口薬などがあるが、添付文書上禁忌となる薬剤もあるため、注意が必要である[8]。

＜参考文献＞

● **Drug Information**

添付文書 レルベア 100 エリプタ , レルベア 200 エリプタ 2019 年 12 月改訂（第 1 版）
医薬品インタビューフォーム レルベア 100 エリプタ , レルベア 200 エリプタ 2015 年 12 月改訂（第 22 版）
1：各薬剤添付文書
2：Nelson HS, Chapman KR, Pyke SD, et al. J Allergy Clin immunol. 2003; 112: 29-36
3：Barnes PJ. Eur Respir J. 2002; 19:182-91
4：Woodcock A. Vestbo J, Bakerly ND, et al. Lancet.2017; 390: 2247-55.
5：喘息予防・管理ガイドライン 2021, 協和企画 , 2021
6：添付文書 レルベア
7：腎機能別薬剤投与量 POCKET BOOK 第 4 版 , じほう ,2022
8：薬がみえる vol.3, MEDIC MEDIA, 2016

経皮吸収型・気管支拡張剤

ツロブテロールテープ

Point

- ●ツロブテロールテープは第3世代β_2刺激薬であり、β_2刺激薬内で唯一の貼付剤である
- ●6カ月以降の小児から成人まで使用できる
- ●当薬剤適応症の長期管理を目的として使用される

Drug Information

| 代表的な製品名 | ホクナリンテープ | 剤 形 | 【貼付剤】0.5mg, 1mg, 2mg
【錠】1mg 【DS】0.1% |

| 禁 忌 | 本剤の成分に対し過敏症の既往歴のある患者 |

効能・効果
下記疾患の気道閉塞性障害に基づく呼吸困難など諸症状の緩解
気管支喘息、急性気管支炎、慢性気管支炎、肺気腫

用法・用量
【成人】ツロブテロールとして2mgを1日1回、胸部、背部または上腕部のいずれかに貼付する
【小児】0.5～3才未満には0.5mg、3～9才未満には1mg、9才以上には2mgを1日1回、胸部、背部または上腕部のいずれかに貼付する

重大な副作用 アナフィラキシー、重篤な血清カリウム値の低下

相互作用
【併用禁忌】なし
【併用注意】カテコールアミン製剤、キサンチン誘導体、ステロイド剤、利尿剤

| 代 謝 | 一部ヒドロキシ化・抱合反応を受ける | 排 泄 | 糞中、尿中および胆汁 |

肝・腎機能別の投与量調整の必要性
【肝機能障害時】 添付文書上の記載なし
【腎機能障害時】 添付文書上の記載なし

妊婦・授乳婦への投与
【妊婦】治療上の有益性が危険性を上回ると判断される場合にのみ投与すること
【授乳婦】治療上の有益性および母乳栄養の有益性を考慮し、授乳の継続または中止を検討すること。動物実験(ラット)で乳汁中への移行が報告されている

| 海外での発売状況 | 記載なし | 自動車運転等の注意 | 記載なし |

| 後発医薬品の有無 | あり | OTCの有無 | なし |

(2023年2月時点)

成分名	代表的な製品名	剤形	その他
ホルモテロールフマル酸塩水和物	オーキシス	吸入	適応は慢性閉塞性肺疾患のみ
プロカテロール塩酸塩水和物	メプチン	錠・シロップ・DS・吸入	抗アレルギー作用あり
クレンブテロール塩酸塩	スピロペント	錠・DS	下部尿路閉塞患者に禁忌
サルメテロールキシナホ酸塩	セレベント	吸入	CYP3A4阻害薬との併用で全身曝露量↑
インダカテロールマレイン酸塩	オンブレス	吸入	CYP3A4阻害薬・P糖蛋白阻害薬との併用でAUC↑ 適応は慢性閉塞性肺疾患のみ

処方例

Case 10歳 男性

●診断名：気管支喘息
●特記事項：以前から使用していたモンテルカスト5mg/日、フルタイド50ディスカスに加え、今回ツロブテロールテープが開始。当患者は朝方に喘息症状を引き起こすことが多い

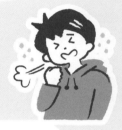

処方箋

Rp1. ツロブテロールテープ 2mg　　　　1日1回1枚 貼付　　7日分
Rp2. フルタイド50ディスカス　　　　　1日2回1回1吸入 1本
Rp3. モンテルカストチュアブル錠 5mg　1回1錠 寝る前　　7日分

処方解説

　「小児気管支喘息治療・管理ガイドライン」[2]では、治療ステップ1として低用量吸入ステロイド（ICS）またはロイコトリエン受容体拮抗薬（LTRA）を使用し、コントロール不良な場合、治療ステップ3として中等量ICSまたは低用量ICSと長時間作用性β_2受容体刺激薬（LABA）の併用が推奨されている。

　Caseは ICS に LABA の併用が開始されており、コントロール不良がうかがえる。吸入アドヒアランス不良による悪化の可能性を考慮し、まずは ICS の吸入が正しく行えているか確認する。本症例は10歳の小児患者であるため、平易な言葉を用いて本人の理解に合わせた指導を行う必要がある。また、患者家族へ本人の自己管理に向けたサポートを促すことも大切である。なお、小児喘息において ICS と LABA の長期併用の安全性データはなく、ガイドライン上、貼付もしくは経口の LABA 併用は数日〜2週間以内とされており、漫然と使用されていないことの確認が必要である。

　　ツロブテロールテープは貼付後 11 時間程度で最高血中濃度に達する。喘息発作が生じやすい時間に最高血中濃度に達していることが望ましい。Case は朝方に喘息発作が生じていることから、患者の生活リズムを聴取し、夕方〜寝る前でツロブテロールテープを貼付しやすい時間を提案するとよいだろう [3, 4]。

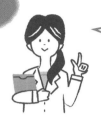

**特徴
注意点**

このテープは、胸、背中、上腕のいずれか1カ所に貼って使用します。貼る場所を乾いたタオルなどできれいにしてから貼るよう、指導しましょう。
皮膚のかぶれを防ぐため、毎回貼る場所を変えることも大切です。貼り替えるのを忘れてしまった場合は、気がついた時点で貼り替え、以降は所定の時間に貼り替えを行うよう指導しましょう [4]。

●気管支喘息の長期管理 [3]
気管支喘息治療における長期管理の基本は、ICS 等の抗炎症剤の使用である。ツロブテロールテープは、吸入や内服が困難な症例に有用とされており、24 時間継続的に気管支拡張作用を有し、ICS に併用する有用性が報告されている [5,6]。ICS 等により症状の改善が得られない場合、あるいは患者の重症度から ICS 等との併用による治療が適切と判断された場合のみ、本剤を併用する。よって本剤以外に ICS が処方されているか、必ず確認を行う。

●本剤使用中の発作時の対応 [3]
本剤の投与期間中に発現する急性発作に対しては、短時間作動型吸入 β_2 刺激薬（SABA）等のほかの適切な薬剤を使用するよう患者、保護者またはそれに代わり得る適切な者に指導を行うこと。また、その薬剤の使用量が増加したり、効果が十分でなくなってきた場合には、疾患の管理が十分でないことが考えられるので、速やかに医療機関を受診するよう指導する。

●特定の背景を有する患者への投与 [3]
甲状腺機能亢進症、高血圧症、糖尿病の患者では症状が悪化するおそれがある。また、心疾患のある患者では心悸亢進、不整脈等があらわれることがあるため、注意喚起を行う。このような既往がない場合でも、増量によって心停止、不整脈を引き起こす可能性があるため、指示された用量を守るよう指導を行うこと。

患者さんが本剤開始後、症状改善を感じた場合であっても、医師の指示なく吸入ステロイド剤を減量・中止し、本剤を単独で用いることのないよう指導しましょう。

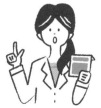

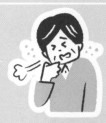

コラム

ホクナリンテープは日本発・世界初の貼り薬！

　一般に呼吸機能には日内リズムがあり、1日のうち深夜から早朝にかけて低下することが知られている。とくに気管支喘息においては、早朝の呼吸機能の低下（モーニングディップ）によって起きる早朝発作は患者や介護者の大きな負担となっていた。ホクナリンテープ開発前、すでにその塩酸塩は経口剤として発売されていたが、作用時間は8〜10時間と短時間であった。そこで、ツロブテロールの血中濃度を必要な時間に必要な濃度にコントロールすることで解決し、かつ、全身性の副作用を回避するために1日1回貼付製剤のホクナリンテープが開発された。こうして、β_2刺激薬ツロブテロールを含有する世界で初めての長時間作用型経皮吸収型気管支拡張剤が誕生したのである。

　貼付型であるため、経口・吸入投与が困難な患者にも使用可能であり、認知機能の低下した高齢者にも使用しやすい薬剤となっている。

　なお、「ホクナリン」という名称は北陸製薬株式会社（現マイラン EPD 合同会社）において新規に合成・開発されたアドレナリン β_2 受容体刺激薬であることに由来する[7]。

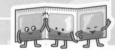

＜参考文献＞

● Drug Information

添付文書 ホクナリンテープ 0.5mg・1mg・2mg, ホクナリン錠 1mg, ホクナリンドライシロップ 0.1% 小児用 2022 年 12 月改訂（第 2 版）

医薬品インタビューフォーム　ホクナリンテープ 0.5mg・1mg・2mg 2022 年 12 月改訂（第 16 版）, ホクナリン錠 1mg, ホクナリンドライシロップ 0.1% 小児用 2022 年 12 月改訂（第 7 版）

1：各種同効薬添付文書

2：小児気管支喘息治療・管理ガイドライン 2020, 協和企画 ,2020

3：添付文書 ホクナリンテープ , ホクナリン錠 , ホクナリンドライシロップ

4：ホクナリンテープメーカー HP（アクセス 2023 年 2 月 12 日）

5：喘息予防・管理ガイドライン 2021, 協和企画 ,2021

6：Tamura G, Sano Y, Hirata K, et al. Effect of transdermal tulobuterol added to inhaled corticosteroids in asthma patients. Allergol Int. 2005; 54: 615-20

7：医薬品インタビューフォーム ホクナリンテープ , ホクナリン錠 , ホクナリンドライシロップ

フェキソフェナジン塩酸塩

Point

- フェキソフェナジン塩酸塩（以下：フェキソフェナジン）は1日2回服用の第2世代抗ヒスタミン薬であり、添付文書で自動車運転等の注意に関する記載がない
- 肝・腎機能障害時の投与量調整に関し、添付文書上の記載がない
- OTCやフェキソフェナジンと塩酸プソイドエフェドリン配合錠も発売されている

Drug Information

代表的な製品名	アレグラ	剤 形	【錠・OD錠】30mg、60mg 【DS】5％

禁 忌	本剤の成分に対し過敏症の既往歴のある患者

効能・効果	❶アレルギー性鼻炎　❷蕁麻疹 ❸皮膚疾患(湿疹・皮膚炎、皮膚そう痒症、アトピー性皮膚炎)に伴うそう痒

用法・用量	【成人】フェキソフェナジン塩酸塩として1回60mgを1日2回経口投与 【小児】7歳以上12歳未満の小児にはフェキソフェナジン塩酸塩として1回30mgを1日2回、12歳以上の小児にはフェキソフェナジン塩酸塩として1回60mgを1日2回経口投与

重大な副作用	ショック、アナフィラキシー、肝機能障害、黄疸、無顆粒球症、白血球減少、好中球減少

相互作用	【併用禁忌】なし 【併用注意】エリスロマイシン、水酸化アルミニウム・水酸化マグネシウム含有製剤

代 謝	ほとんど代謝されない	排 泄	糞中および尿中

肝・腎機能別の投与量調整の必要性	【肝機能障害時】添付文書上の記載なし 【腎機能障害時】添付文書上の記載なし

妊婦・授乳婦への投与	【妊婦】治療上の有益性が危険性を上回ると判断される場合にのみ投与すること 【授乳婦】治療上の有益性および母乳栄養の有益性を考慮し、授乳の継続または中止を検討すること。動物実験(ラット)で乳汁中へ移行することが報告されている

海外での発売状況	米国および欧州各国を含む100カ国以上	自動車運転等の注意	記載なし

後発医薬品の有無	あり	OTCの有無	あり

(2022年12月時点)

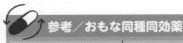
成分名	代表的な製品名	用法	自動車運転等の注意
オロパタジン塩酸塩	アレロック	1日2回 経口投与 （朝、就寝前）	従事させないよう十分注意すること
レボセチリジン塩酸塩	ザイザル	1日1回 経口投与 （就寝前）	従事させないよう十分注意すること
ルパタジンフマル酸塩	ルパフィン	1日1回 経口投与	従事させないよう十分注意すること
ビラスチン	ビラノア	1日1回 経口投与 （空腹時）	記載なし
デスロラタジン	デザレックス	1日1回 経口投与	記載なし

処方例

Case 30歳 女性

● 診断名：季節性アレルギー性鼻炎
● 特記事項：授乳中、車の運転をすることがある

処方箋

Rp1. フェキソフェナジン錠 60mg
1回1錠 1日2回 朝・夕食後 30日分

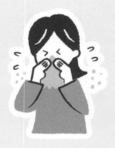

処方解説

「鼻アレルギー診療ガイドライン 2020年版」[1]では、アレルギー性鼻炎について、第2世代抗ヒスタミン薬が、軽症から重症まで広く推奨されている。また、同ガイドラインでは「一般的に、第1世代抗ヒスタミン薬は、くしゃみ、鼻漏に効果があるが、鼻閉に対しては効果が劣り、一時的に軽症や中等症に対して使用される。第2世代抗ヒスタミン薬は、全般改善度や鼻閉に対する効果が優れている」との記載がある。

Caseは車の運転をすることがあるため、自動車運転などに関する記載がないフェキソフェナジンが選択されている。

また、添付文書では、動物実験のデータで乳汁中への移行が認められたことから「授乳の継続または中止を検討すること」との記載がある。しかし、今までの症例報告等のデータから、妊娠と薬情報センターのホームページ[2]では「授乳中に安全に使用できると考えられる薬」と掲載されているほか、専門書籍[3]においても同様の記載がある。

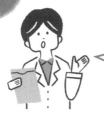

特徴
注意点

> 2022年12月時点で10剤以上の第2世代抗ヒスタミン薬が発売されています。用法別では1日1回と1日2回服用タイプがあり、患者さんのライフスタイルに合わせで選択できます。

●自動車運転等の注意

第1世代抗ヒスタミン薬と比較すると少ないが、第2世代抗ヒスタミン薬においても中枢抑制作用は確認されている。抗ヒスタミン薬同士の脳内ヒスタミンH_1受容体占拠率を比較した報告では、フェキソフェナジンは1日常用量に換算で他剤と比較して占拠率が低いとされている。そのため、フェキソフェナジンの添付文書では自動車運転等の注意に関する記載がない[4]。

●肝・腎機能障害時の投与量

肝機能低下時は、多くの同効薬が慎重投与に設定されているが、フェキソフェナジンは尿中・糞中排泄90％以上で肝機能障害患者へ高い忍容性が認められているため、慎重投与の記載がない。腎機能障害時は、重度腎機能障害や透析患者に禁忌となっている同効薬もあるなか、フェキソフェナジンは添付文書では投与量調整の記載がない。一方、末期腎不全患者において、P-糖タンパクの機能低下によりAUCが2.8倍になる（$t_{1/2}$はあまり延長しない）との報告もある[5]。

●授乳婦への投与

授乳婦の場合について、乳汁中への移行などは前述のとおりであるが、添付文書では「授乳の継続または中止を検討すること」と記載されているため、服薬指導の際は授乳可能と考えられる根拠も含め患者に説明することが望ましい。

> フェキソフェナジンは1日2回服用タイプです。1日1回の服用では十分な効果が得られないことがあること、OTCもあるので医師から処方された薬と重複して服用しないよう、患者さんに説明しましょう。

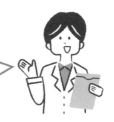

コラム

なぜ、塩酸プソイドエフェドリン配合錠はフェキソフェナジンと比較して大きいの？

　フェキソフェナジンに鼻閉に対して有効な塩酸プソイドエフェドリンを配合することにより、フェキソフェナジン単剤では鼻閉に十分な効果が得られないアレルギー性鼻炎患者において、鼻閉症状に対する改善効果を補うことを目的にフェキソフェナジン（30mg）と塩酸プソイドエフェドリン（60mg）の配合錠が2013年に発売された。

　代表的な製品で錠剤の大きさを比較すると、アレグラ錠30mg（フェキソフェナジン）の直径が6.4mmに対し、ディレグラ配合錠（塩酸プソイドエフェドリン配合錠）は長径17.5mmとかなり大きくなっている。これはなぜだろうか。

　ディレグラ配合錠の審査報告書には「覚せい剤原料に該当しないよう、プソイドエフェドリンの配合割合が全体量の10%以下になるよう設計されている」との記載がある。つまり、プソイドエフェドリンを10%以下にするために、フェキソフェナジン単剤と比較して錠剤が大きくなっている[6]。

　また、フェキソフェナジン単剤は食後投与に対し、塩酸プソイドエフェドリン配合錠は空腹時投与となっており、服用方法が異なる点にも注意が必要である。

＜参考文献＞

● Drug Information

添付文書 アレグラ錠30mg・60mg, アレグラ OD 錠60mg 2021年12月改訂（第1版）

医薬品インタビューフォーム アレグラ錠30mg・60mg, アレグラ OD 錠60mg, アレグラドライシロップ5% 2015年12月改訂（第22版）

1：鼻アレルギー診療ガイドライン2020年版,ライフサイエンス,2020

2：妊娠と薬情報センター　https://www.ncchd.go.jp/kusuri/（アクセス：2022年12月21日）

3：Thomas W. Hale. Hale's Medications & Mothers' Milk 2021

4：Yanai K,Positron emission tomography evaluation of sedative properties of antihistamines.Expert Opin Drug Saf. 2011 Jul;10（4）:613-22.（PMID: 21521134）

5：腎機能別薬剤投与量 POCKET BOOK 第4版, じほう,2022

6：独立行政法人医薬品医療機器総合機構．ディレグラ配合錠 審査報告書（2012年12月25日）

H₂受容体拮抗剤

ファモチジン

Point
- ●ファモチジンは1日2回服用だが、1日1回の服用にまとめて内服することもできる
- ●胃酸分泌抑制作用は即効性があり、日中よりも夜間の胃酸分泌に対する抑制効果が高い
- ●錠剤、カプセル剤、散剤、注射剤など剤形の選択肢が豊富である

Drug Information

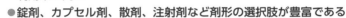

代表的な製品名	ガスター	剤形	【錠・D錠】10mg、20mg 【散】2％、10%　【注】10mg、20mg

禁忌	本剤の成分に対し過敏症の既往歴のある患者

効能・効果	❶胃潰瘍、十二指腸潰瘍、吻合部潰瘍、上部消化管出血、逆流性食道炎、Zollinger-Ellison症候群	❷下記疾患の胃粘膜病変の改善　急性胃炎、慢性胃炎の急性増悪期

用法・用量	【胃潰瘍、十二指腸潰瘍、吻合部潰瘍、上部消化管出血、逆流性食道炎、Zollinger-Ellison症候群】ファモチジンとして1回20mgを1日2回(朝食後、夕食後または就寝前)経口投与。1回40mgを1日1回(就寝前)経口投与することもできる 【急性胃炎、慢性胃炎の急性増悪期の胃粘膜病変】ファモチジンとして1回10mgを1日2回(朝食後、夕食後または就寝前)経口投与。1回20mgを1日1回(就寝前)経口投与することもできる

重大な副作用	ショック、アナフィラキシー、再生不良性貧血、汎血球減少、無顆粒球症、溶血性貧血、血小板減少、中毒性表皮壊死融解症、皮膚粘膜眼症候群、肝機能障害、黄疸、横紋筋融解症、QT延長、意識障害、痙攣、間質性腎炎、急性腎障害、間質性肺炎、不全収縮

相互作用	【併用禁忌】なし 【併用注意】アゾール系抗真菌薬(イトラコナゾール)

代謝	肝臓	排泄	腎臓

肝・腎機能別の投与量調整の必要性	【肝機能障害時】添付文書上の記載なし 【腎機能障害時】投与量表あり(添付文書参照)

妊婦・授乳婦への投与	【妊婦】治療上の有益性が危険性を上回ると判断される場合にのみ投与すること 【授乳婦】治療上の有益性および母乳栄養の有益性を考慮し、授乳の継続または中止を検討すること。母乳中へ移行することが報告されている

海外での発売状況	米国	自動車運転等の注意	記載なし

後発医薬品の有無	あり	OTCの有無	あり

(2023年2月時点)

成分名	代表的な製品名	胃潰瘍に対する用法	小児適応
シメチジン	タガメット	1日2回または4回または1回　経口投与	なし
ニザチジン	アシノン	1日2回または1回　経口投与	なし
ラフチジン	プロテカジン	1日2回　経口投与	なし
ロキサチジン	アルタット	1日2回または1回　経口投与	あり

処方例

Case　65歳　女性

●診断名：十二指腸潰瘍
●特記事項：十二指腸潰瘍に対して維持療法中、CLcr 55

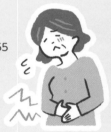

処方箋

Rp1. ファモチジンD錠 10mg
1回1錠　1日2回　朝・夕食後　30日分

処方解説

　「消化性潰瘍診療ガイドライン2020（改訂第3版）」[1] では、十二指腸潰瘍の維持療法において、H₂受容体拮抗剤、スクラルファートが推奨されている。プラセボを対照としたランダム化比較試験において再発予防効果が認められたのはこれらの薬剤とPPIであるが、維持療法としてのPPIの使用は保険適応外である。

　Caseの場合は十二指腸潰瘍に対する維持療法であるため、上記のことを踏まえるとファモチジンの選択は妥当であると考えられる。通常1回20mg、1日2回の用法・用量であるが、腎機能低下患者には減量規定が添付文書により定められており、30 < CLcr < 60では1回10mg、1日2回への減量が必要となる。

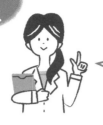

特徴
注意点

現在5剤のH₂受容体拮抗剤が発売されています。上部消化管出血、麻酔前投薬といった適応はすべてのH₂受容体拮抗剤にあてはまるわけではありませんので、注意が必要です。

●酸分泌抑制効果

夜間酸分泌抑制率ではH₂受容体拮抗剤のすべての薬剤が70%超と高い割合を占めるが、なかでもロキサチジンは95.5%ともっとも高い抑制率であることが報告されている[2-6]。また、ラフチジン以外の薬剤は24時間酸分泌抑制率よりも夜間酸分泌抑制率のほうが高いが、ラフチジンは1日2回の投与において日中と夜間の酸分泌抑制率が同程度であったという報告がある[7]。

ファモチジン、ロキサチジン、ニザチジンは胃潰瘍・十二指腸潰瘍ともにシメチジンと同様の内視鏡的治癒率が得られたという報告があり、ラフチジンはファモチジンと同等の内視鏡的治癒率が得られたとする報告がある。これらの結果より、H₂受容体拮抗剤間で消化性潰瘍の治癒率に差はないと考えられる。

●肝・腎機能障害時の投与量

H₂受容体拮抗剤は腎排泄型の薬剤が多く、投与量に注意が必要である。ファモチジンの腎機能低下患者への投与法は以下のとおりとなる（1回20mg 1日2回投与を基準とする場合）。

クレアチニンクリアランス CLcr（mL/min）	投与法
CLcr≧60	1回20mg　1日2回
60＞CLcr＞30	1回10mg　1日2回　もしくは　1回20mg　1日1回
30≧CLcr	1回10mg　1日1回　もしくは　1回20mg　2～3日に1回
透析患者	1回10mg　1日1回　もしくは　1回20mg　透析後　1回

一方で、肝代謝酵素の遺伝子多型による個体差はみられない。

コラム

H₂受容体拮抗剤の歴史について

　消化性潰瘍の臨床診断が可能となった当初は胃酸を制御することは容易ではなく、消化性潰瘍は難治性疾患であった。消化性潰瘍の治療には、強力な粘膜障害因子である胃酸の酸度を低下させることが重要とされ、薬剤による酸中和を行うことが一般的な治療法とされていた。そのため、抗コリン薬や酸化マグネシウムなどの酸中和剤が使用されていたが、これらの薬剤による潰瘍治癒効果は限定的であった。

　1966年にH₂受容体の報告、1967年にプロトンポンプの証明が行われ、胃酸分泌の病態解明が進み、1975年に世界初のH₂受容体拮抗剤としてシメチジンが開発された。日本では1981年にシメチジンが承認を受け、その後ラニチジン、ファモチジン、ロキサチジン、ニザチジンが順次承認、発売された。これらH₂受容体拮抗剤の出現により消化性潰瘍治癒率は劇的に上昇し、臨床で広く使用されることとなった。

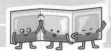

＜参考文献＞

● Drug Information

添付文書 ガスター錠10mg・20mg, ガスターD錠10mg・20mg 2019年8月改訂（第1版）

医薬品インタビューフォーム ガスター錠10mg・20mg, ガスターD錠10mg・20mg 2020年7月改訂（第17版）

1：日本消化器病学会. 消化性潰瘍診療ガイドライン2020, 改訂第3版, 南江堂, 2020

2：本郷道夫, 他：24時間胃内pHモニターによるZL-101（Nizatidine）の胃酸分泌動態の検討-ZL-11（Nizatidine）150mg BIDと300mg BIDの比較. 薬理と治療, 17（suppl-2）：323-329, 1989

3：三好秋馬, 他：ヒスタミンH2-受容体拮抗剤TZU-0460の胃酸分泌抑制作用＜その4＞夜間分泌抑制作用の検討. 薬理と治療, 13（3）：1485-1494, 1985

4：白鳥敬子, 他：十二指腸潰瘍患者におけるFamotidineの胃酸, 血中secretin, gastrinに対する作用-24時間胃内pHモニターによる検討-. 日本消化器病学会雑誌, 81（3）：855-863, 1984

5：Gledhill T, et al：Single noctural dose of an H2 receptor antagonist for the treatment of duodenal ulcer. Gut, 24（10）：904-908, 1983（PMID: 6311692）

6：Pounder RE, et al：24-hour control of intragastric acidity by cimetidine in doundenal - ulcer patients. Lancet, 2（7944）：1069-1072, 1975（PMID: 53554）

7：谷礼夫, 他：FRG-8813（Lafutidine）の24時間胃内pHモニターによる胃酸分泌動態の検討；FTG-8813 10mg, 20mg UIDと10mg BIDの比較. 臨床医薬, 11（8）：1667-1678, 1995

プロトンポンプ阻害剤

ランソプラゾール

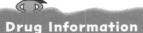

Point

- ランソプラゾールをはじめとする PPI は、H_2 受容体拮抗剤を上回る胃酸分泌抑制効果がある
- 肝・腎機能障害時の投与量調整に関し、添付文書上の記載がない
- PPI のなかでもランソプラゾールは唯一、口腔内崩壊錠がある

Drug Information

| **代表的な製品名** | タケプロン | **剤 形** | 【OD錠・カプセル】15mg、30mg
【注】30mg |

禁 忌
1 本剤の成分に対する過敏症の既往歴のある患者
2 アタザナビル硫酸塩、リルピビリン塩酸塩を投与中の患者

効能・効果
❶胃潰瘍、十二指腸潰瘍、吻合部潰瘍、逆流性食道炎、非びらん性胃食道逆流症、Zollinger-Ellison症候群、低用量アスピリン投与時における胃潰瘍または十二指腸潰瘍の再発抑制、非ステロイド性抗炎症薬投与時における胃潰瘍または十二指腸潰瘍の再発抑制
❷下記におけるヘリコバクター・ピロリの除菌の補助
胃潰瘍、十二指腸潰瘍、胃MALTリンパ腫、特発性血小板減少性紫斑病、早期胃がんに対する内視鏡的治療後胃、ヘリコバクター・ピロリ感染胃炎

用法・用量
【胃潰瘍、十二指腸潰瘍、吻合部潰瘍、Zollinger-Ellison症候群】ランソプラゾールとして1回30mgを1日1回経口投与。通常、胃潰瘍、吻合部潰瘍では8週間まで、十二指腸潰瘍では6週間までの投与とする
【逆流性食道炎】ランソプラゾールとして1回30mgを1日1回経口投与。通常、8週間までの投与とする
【非びらん性胃食道逆流症】ランソプラゾールとして1回15mgを1日1回経口投与。通常、4週間までの投与とする
【低用量アスピリン投与時における胃潰瘍または十二指腸潰瘍の再発抑制、非ステロイド性抗炎症薬投与時における胃潰瘍または十二指腸潰瘍の再発抑制】ランソプラゾールとして1回15mgを1日1回経口投与
【ヘリコバクター・ピロリの除菌の補助】ランソプラゾールとして1回30mg、アモキシシリン水和物として1回750mgおよびクラリスロマイシンとして1回200mgの3剤を同時に1日2回、7日間経口投与

重大な副作用
ショック、アナフィラキシー、汎血球減少、無顆粒球症、溶血性貧血、顆粒球減少、血小板減少、肝機能障害、中毒性表皮壊死融解症、皮膚粘膜眼症候群、偽膜性大腸炎等の血便を伴う重篤な大腸炎（抜粋）

相互作用	【併用禁忌】アタザナビル硫酸塩、リルピビリン塩酸塩 【併用注意】テオフィリン、タクロリムス水和物、ジゴキシン、メチルジゴキシン、イトラコナゾール、チロシンキナーゼ阻害剤(ゲフィチニブ、ボスチニブ水和物、ニロチニブ塩酸塩水和物、エルロチニブ塩酸塩、アカラブルチニブ、セリチニブ、ダサチニブ水和物、ダコミチニブ水和物、ラパチニブトシル酸塩水和物、カプマチニブ塩酸塩水和物)、メトトレキサート、フェニトイン、ジアゼパム

代 謝	肝臓、一部腸内細菌 肝薬物代謝酵素CYP2C19またはCYP3A4で代謝	排 泄	糞中および尿中

肝・腎機能別の 投与量調整の必要性	【肝機能障害時】添付文書上の記載なし 【腎機能障害時】添付文書上の記載なし

妊婦・授乳 婦への投与	【妊婦】治療上の有益性が危険性を上回ると判断される場合にのみ投与すること 【授乳婦】治療上の有益性および母乳栄養の有益性を考慮し、授乳の継続または中止を検討すること。動物実験(ラット)で乳汁中へ移行することが報告されている

海外での発売状況	米国および欧州各国	自動車運転等の注意	記載なし

後発医薬品の有無	あり	OTCの有無	なし

(2023年2月時点)

参考／おもな同種同効薬 (プロトンポンプ阻害薬:PPI、P-CAB)

成分名	代表的な製品名	用 法	小児適応	経管投与
オメプラゾール	オメプラール	1日1回　経口投与	なし	△(腸瘻は可)
ラベプラゾール	パリエット	1日1回　経口投与	なし	△(腸瘻は可)
エソメプラゾール	ネキシウム	1日1回　経口投与	あり	△(内容物の粉砕不可)
ボノプラザンフマル酸塩	タケキャブ	1日1回　経口投与	なし	○(粉砕後投与可)

処方例

Case　86 歳　男性

● 診断名：非 ST 上昇型心筋梗塞
● 特記事項：経皮的冠動脈形成術（PCI）施行後

処方箋

Rp1. バイアスピリン腸溶錠 100mg
　　1 回 1 錠 1 日 1 回　朝食後 14 日分
Rp2. ランソプラゾール OD 錠 15mg
　　1 回 1 錠 1 日 1 回　朝食後 14 日分

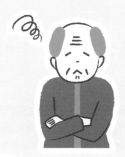

処方解説

　「消化性潰瘍診療ガイドライン 2020（改訂第 3 版）」[1] に記載の低用量アスピリン（LDA）潰瘍予防フローチャートにおいて、PPI が第一選択となっているため、Case のように抗凝固作用を示す低用量アスピリンと PPI が併用されることは多い。 ランソプラゾールは LDA 潰瘍予防の適応をもち、口腔内崩壊錠であるため Case のように高齢の患者でも内服しやすいとされ、この処方は妥当と判断できる。

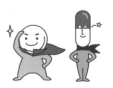

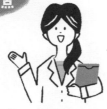

特徴
注意点

1992年に承認されてから5剤のPPIが発売されています。用法は1日1回と同じですが、適応や剤形に応じて薬剤を選択することができます。

●胃酸分泌抑制作用・潰瘍治癒作用

投与初期にはH$_2$受容体拮抗剤よりもPPIのほうが潰瘍治癒率が高い傾向にあり、これはPPIによって速やかに潰瘍治癒が得られる特性を表している[2-5]。また、PPIの間で潰瘍治癒率に差はみられないとされている。

●肝・腎機能障害時の投与量

ランソプラゾールは肝薬物代謝酵素CYP2C19またはCYP3A4で代謝される。肝障害患者においてはAUCが健康成人の2～5倍程度になるという報告がインタビューフォームに記載されているが、添付文書では投与量調節の記載はない。腎機能障害患者においては健康成人と比べ血中濃度の挙動に差はなく、用量調節が不要という特徴を有する。

●口腔内崩壊錠

ランソプラゾールは腸溶性細粒を含む薬剤であり、舌の上にのせて唾液を浸潤させると崩壊する。そのため水なしで服用可能である。このような口腔内崩壊錠としての特性を有するPPIはランソプラゾールのみである。

コラム

なぜ、ランソプラゾールは
お湯で溶かしてはいけないの？

　錠剤を懸濁してチューブなどから投与することは、錠剤のロスを少なくできる方法（簡易懸濁法）として用いられている手法である。ランソプラゾール OD 錠は腸溶性細粒を含んでおり、水で容易に崩壊して細粒となる。この特徴を利用し、腸溶性を保ったままチューブを閉塞させることなく投与できる。

　ランソプラゾールにはマクロゴール 6000 という添加物が含まれており、凝固点は 58℃付近である。簡易懸濁法では 55℃付近のお湯を用いることが一般的であるが、ランソプラゾールを溶解するときに温度が高くなりすぎると腸溶性細粒が再凝固してしまい、チューブ閉塞の原因となってしまうことがある。この閉塞を回避するために、ランソプラゾールは水で溶解して投与する必要がある。

＜参考文献＞

● Drug Information

添付文書 タケプロン OD 錠 15・30, タケプロンカプセル 15・30 2022 年 8 月改訂（第 2 版）
医薬品インタビューフォーム タケプロン OD 錠 15・30, タケプロンカプセル 15・30 2021 年 11 月改訂（第 20 版）

1：日本消化器病学会. 消化性潰瘍診療ガイドライン 2020, 改訂第 3 版, 南江堂, 2020
2：Bate CM, et al : Randomised, double blind comparison of omeprazole and cimetidine in the treatment of symptomatic gastric uclea. Gut, 30(10) : 1323-1328, 1989 (PMID : 2684802)
3：Danish Omeprazole Study Group. Omeprazole and cimetidine in the treatment of uclers of the body of the stomach : double blind comparative trial. BMJ, 298(6674) : 645-647, 1989 (PMID: 2496791)
4：Lauritsen K : Omeprazole in the treatment of prepyloric ulcer : review of the results of the Danish Omeprazole Study Group. Scand J Gastroenterol Suppl, 166 : 54-57 ; discussion 74-75, 1989 (PMID: 2690332)
5：Lauritsen K, et al : Effect of omeprazole and cimetidine on prepyloric gastric ulcer : double blind comparative trial. Gut, 29(2) : 249-253, 1988 (PMID: 3278955)

ボノプラザンフマル酸塩

Point

● ボノプラザンフマル酸塩（以下：ボノプラザン）は既存の PPI よりも作用時間が長い
● 従来の PPI と異なり、胃酸による活性体への変換が必要ない薬剤である
● 肝・腎機能障害時の投与量調整に関し、添付文書上の記載がない

Drug Information

代表的な製品名	タケキャブ	剤 形	【錠】10mg、20mg

禁 忌
1 本剤の成分に対する過敏症の既往歴のある患者
2 アタザナビル硫酸塩、リルピビリン塩酸塩を投与中の患者

効能・効果

❶胃潰瘍、十二指腸潰瘍、逆流性食道炎、低用量アスピリン投与時における胃潰瘍または十二指腸潰瘍の再発抑制、非ステロイド性抗炎症薬投与時における胃潰瘍または十二指腸潰瘍の再発抑制

❷下記におけるヘリコバクター・ピロリの除菌の補助
胃潰瘍、十二指腸潰瘍、胃MALTリンパ腫、特発性血小板減少性紫斑病、早期胃がんに対する内視鏡的治療後胃、ヘリコバクター・ピロリ感染胃炎

用法・用量

【胃潰瘍、十二指腸潰瘍】ボノプラザンとして1回20mgを1日1回経口投与。通常、胃潰瘍では8週間まで、十二指腸潰瘍では6週間までの投与とする
【逆流性食道炎】ボノプラザンとして1回20mgを1日1回経口投与。通常、4週間までの投与とし、効果不十分の場合は8週間まで投与することができる
【低用量アスピリン投与時における胃潰瘍または十二指腸潰瘍の再発抑制、非ステロイド性抗炎症薬投与時における胃潰瘍または十二指腸潰瘍の再発抑制】ボノプラザンとして1回10mgを1日1回経口投与
【ヘリコバクター・ピロリの除菌の補助】ボノプラザンとして1回20mg、アモキシシリン水和物として1回750mgおよびクラリスロマイシンとして1回200mgの3剤を同時に1日2回、7日間経口投与

重大な副作用

ショック、アナフィラキシー、汎血球減少、無顆粒球症、白血球減少、血小板減少、肝機能障害（抜粋）

相互作用

【併用禁忌】アタザナビル硫酸塩、リルピビリン塩酸塩
【併用注意】CYP3A4阻害剤（クラリスロマイシン等）、ジゴキシン、メチルジゴキシン、イトラコナゾール、チロシンキナーゼ阻害剤（ゲフィチニブ、ニロチニブ、エルロチニブ）、ネルフィナビルメシル酸塩、CYP3A4で代謝される薬剤（ミダゾラム等）

代　謝	CYP3A4 一部CYP2B6、CYP2C19 およびCYP2D6 硫酸転移酵素SULT2A1	排　泄	糞中および尿中

肝・腎機能別の 投与量調整の必要性	【肝機能障害時】添付文書上の記載なし 【腎機能障害時】添付文書上の記載なし

妊婦・授乳 婦への投与	【妊婦】治療上の有益性が危険性を上回ると判断される場合にのみ投与すること 【授乳婦】治療上の有益性および母乳栄養の有益性を考慮し、授乳の継続または中止を検討すること 動物実験(ラット)で乳汁中へ移行することが報告されている

海外での発売状況	マレーシア、中国、フィリピン、シンガポール、タイ、台湾、ブラジル、マカオ、インドネシア	自動車運転等の注意	記載なし

後発医薬品の有無	なし	OTCの有無	なし

(2023年2月時点)

処方例

Case　50歳　男性

●診断名：胃潰瘍
●特記事項：なし

処方箋

Rp1. タケキャブ錠 20mg
1回1錠1日1回 朝食後 70日分

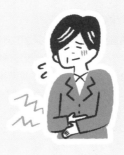

処方解説

　「消化性潰瘍診療ガイドライン2020(改訂第3版)」[1]に記載の消化性潰瘍治療フローチャートでは、合併症の有無の判断や内視鏡的止血治療などを行った後に通常の潰瘍治療へと移行する。そこでいくつかの分岐はあるが、すべての場合においてPPIは治療の第一選択としてあげられている。

　Caseでは胃潰瘍に対し、タケキャブが70日分処方されているが、胃潰瘍に対す

る投与期間は8週間までと定められているため、処方日数について疑義照会が必要である。

　PPIには投与期間に制限が設けられており、胃潰瘍、逆流性食道炎では8週間、十二指腸潰瘍では6週間と添付文書に記載されている。これは80～90%以上の治癒が得られる投与期間を根拠にしているものである。

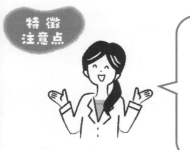

**特徴
注意点**

ボノプラザンはPPIの一種ですが、カリウムイオンに競合してプロトンポンプを可逆的に阻害することで作用を発揮するという作用機序の違いと、既存のPPIよりも作用時間が長い点から、他の薬剤と区別してカリウムイオン競合型アシッドブロッカー（Potassium-Competitive Acid Blocker：P-CAB）とよばれています。

●作用持続時間

既存のPPIが酸の存在下で活性体に変換されてプロトンポンプに結合するのに対して、ボノプラザンは塩基性が強く、胃壁細胞の分泌細管に高濃度に集積、長時間残存する。このため、ボノプラザンは強力かつ持続的な酸分泌抑制作用を示す。実際に、既存のPPIでは血中濃度半減期が1～2時間程度であったのに対して、ボノプラザンの半減期は7時間程度となっている。

● *H.pylori* 除菌治療

「消化性潰瘍診療ガイドライン2020(改訂第3版)」[1] ではH.pylori除菌治療において、ボノプラザン、アモキシシリンおよびクラリスロマイシンの3剤併用治療が強い推奨として記載されている。以前のガイドライン[2]ではPPI、アモキシシリンおよびクラリスロマイシンの3剤併用治療が記載されていたが、クラリスロマイシンの耐性増加に伴い一次除菌率の低下が報告されているため、弱い推奨となっていた。しかし、既存のPPIより強い酸分泌抑制を有するボノプラザンの登場により、推奨度合いの改訂に至った。ボノプラザンは従来のPPIと異なり、胃酸による活性体への変換が必要ない薬剤であり、7日間と限られた除菌治療期間の初日から最大効果を発揮するため、H.pyloriに対する抗菌薬の作用を強め、従来のPPIよりも高い除菌率をもたらす[3]。

コラム

P-CABの内服時にも注意が必要？

　PPI の多くは酸に不安定な化合物であるため、腸溶性製剤（胃で溶けずに、腸で溶ける）として設計されている。錠剤をつぶしたりするとコーティングが壊れ、薬剤の効果を発揮できなくなってしまう。

　ボノプラザンは酸に安定な化合物であるため、錠剤のまま飲めない患者においても、つぶして内服することが可能である。エソメプラゾールの懸濁液は嚥下障害のある患者に有用であるが、とろみがついているため、チューブなどの細いものから投与すると閉塞の原因となることがある。

＜参考文献＞

● Drug Information

添付文書 タケキャブ錠 10mg・20mg 2022 年 2 月改訂（第 3 版）

医薬品インタビューフォーム タケキャブ錠 10mg・20mg 2022 年 3 月改訂（第 15 版）

1：日本消化器病学会. 消化性潰瘍診療ガイドライン 2020, 改訂第 3 版, 南江堂, 2020

2：日本ヘリコバクター学会. H.pylori 感染の診断と治療のガイドライン 2016 改訂版, 先端医学社, 2016

3：Echizen H：The First-in-Class Potassium-Competitive Acid Blocker, Vonoprazan Fumarate：Pharmacokinetic and Pharmacodynamic Considerations. Clin pharmacokinet, 55(4)：409-418, 2016 (PMID: 26369775)

酸化マグネシウム

Point
- 酸化マグネシウムは高マグネシウム血症に注意が必要であり、とくに高齢者や腎機能低下患者では重篤な転帰をたどる例も報告されている
- 併用注意薬が多いため、患者から併用薬の情報も聞き取る必要がある
- さまざまな作用機序の緩下剤が販売されており、酸化マグネシウムが使用できない患者には、他剤の検討も可能である

Drug Information

代表的な製品名	マグミット

剤　形　【錠】200mg、250mg、300mg、330mg、400mg、500mg
【細粒】83%

効能・効果
❶下記疾患における制酸作用と症状の改善
胃・十二指腸潰瘍、胃炎(急・慢性胃炎、薬剤性胃炎を含む)、上部消化管機能異常(神経性食思不振、いわゆる胃下垂症、胃酸過多症を含む)
❷便秘症
❸尿路蓚酸カルシウム結石の発生予防

用法・用量
【制酸剤として使用する場合】酸化マグネシウムとして、通常成人1日0.5～1.0gを数回に分割経口投与
【緩下剤として使用する場合】酸化マグネシウムとして、通常成人1日2gを食前または食後の3回に分割経口投与するか、または就寝前に1回投与
【尿路蓚酸カルシウム結石の発生予防に使用する場合】酸化マグネシウムとして、通常成人1日0.2～0.6gを多量の水とともに経口投与。
いずれの場合も年齢、症状により適宜増減

重大な副作用
高マグネシウム血症

相互作用
【併用禁忌】なし
【併用注意】テトラサイクリン系抗生物質、ニューキノロン系抗菌剤、ビスホスホン酸塩系骨代謝改善剤、セフジニル、セフポドキシム、プロキセチル、ミコフェノール酸モフェチル、ペニシラミン、アジスロマイシン、セレコキシブ、ロスバスタチン、ラベプラゾール、ガバペンチン、ジギタリス製剤、鉄剤、フェキソフェナジン、ポリカルボフィルカルシウム、高カリウム血症改善イオン交換樹脂製剤、活性型ビタミンD_3製剤、大量の牛乳、カルシウム製剤、リオシグアト、ロキサデュスタット、バダデュスタット、炭酸リチウム、H_2受容体拮抗薬、ミソプロストール、抗ウイルス剤(ラルテグラビル等)

| 代 謝 | 代謝されない | | 排 泄 | 85％糞中、残りは尿中 |

| 肝・腎機能別の
投与量調整の必要性 | 【肝機能障害時】添付文書上の記載なし
【腎機能障害時】高マグネシウム血症を起こすおそれがあり、慎重投与 |

| 妊婦・授乳
婦への投与 | 【妊婦】添付文書上の記載なし
【授乳婦】添付文書上の記載なし |

| 海外での発売状況 | なし | | 自動車運転等の注意 | 記載なし |

| 後発医薬品の有無 | 後発品のみ発売 | | OTCの有無 | あり |

(2023 年 2 月時点)

参考／おもな同種同効薬(慢性便秘症治療薬)[1]

成分名	代表的な製品名	用 法	高齢者への投与
エロビキシバット水和物	グーフィス	1日1回 食前投与	腎機能正常者と同じ
ポリエチレングリコール （PEG）	モビコール	1日1～3回 経口投与	腎機能正常者と同じ
ラクツロース	ラグノス	1日2回 経口投与	腎機能正常者と同じ
リナクロチド	リンゼス	1日1回 食前投与	腎機能正常者と同じ
ルビプロストン	アミティーザ	1日2回 食後投与	1日1回24μgから開始するなど 慎重投与

Case 50歳 女性

●診断名：慢性便秘症
●特記事項：CLcr ≒ 70mL/min、花粉症に対して
オロパタジンを内服中

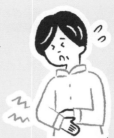

処方箋

Rp1. 酸化マグネシウム錠 330mg
1回1錠 1日3回 毎食後 30日分

処方
解説

　「慢性便秘症ガイドライン 2017」[2] では、浸透圧性下剤の使用を強く推奨し、エビデンスレベルAとされている。日本の保険診療においても、まず酸化マグネシウムより治療を開始すると記載されているが [3,4]、酸化マグネシウムは吸着作用、制酸作用を有しているため、併用注意薬が多い。

　Case では、オロパタジンを併用しているが、酸化マグネシウムとの併用は問題ないと考えられる。

　また、高齢者や腎機能低下患者では高マグネシウム血症があらわれ、重篤な転帰をたどる例が報告されており、医薬品・医療機器等安全性情報においても注意喚起がされている [5]。そのため、定期的（3カ月に1回程度）にマグネシウム値のモニタリングを行う必要がある。高マグネシウム血症の症状である悪心・嘔吐、口渇、血圧低下、徐脈、皮膚潮紅、筋力低下、傾眠等の症状の発現に注意する必要がある。

　腎機能についても、e-GFR30mL/min/1.73m^2 未満の投与は避ける必要がある。Case では、CLcr ≒ 70mL/min のため酸化マグネシウムの選択、投与量は適正である。投与量については、1日2gは過量であることが多く、1日1g程度を分2もしくは、分3で開始し、症状によって適宜調節する [3]。

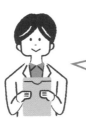

> 浸透圧性下剤は、塩類下剤（酸化マグネシウムなど）・糖類下剤（ラクツロース、ソルビトールなど）・浸潤性下剤（ジオクチルソジウムスルホサクシネート）の3つがあります。それぞれ剤型も異なるため、患者さんのライフスタイルや嚥下機能に合わせて選択しましょう。

●併用薬の注意

併用禁忌薬はないが、併用注意薬が多いため注意が必要である。テトラサイクリン系抗生物質、ニューキノロン系抗菌剤、抗ウイルス剤などはマグネシウムと難溶性のキレートを形成し、薬剤の吸収が阻害されるため、同時に服用しないよう注意する。

また、H_2受容体拮抗薬やプロトンポンプ阻害薬（PPI）などの胃酸分泌抑制薬との併用により、酸化マグネシウムの緩下作用が減弱するおそれがあるため注意する。酸化マグネシウムは胃酸（HCl）と反応して塩化マグネシウム（$MgCl_2$）となり、その後腸内に分泌される膵液に含まれる炭酸水素ナトリウム（$NaHCO_3$）と反応して、重炭酸塩、炭酸塩になる。腸管内腔液の浸透圧が高まり、腸管内腔に水分を引き寄せ、便を軟化、膨張させる。つまり、胃液である胃酸がないと十分な効果を発揮できない。胃切除後などの外科手術後も、酸化マグネシウムの効果が減弱するおそれがあるため注意が必要である[6]。

●妊婦・授乳婦への投与

マグネシウムは体内に多量に存在しているため、催奇形性については考えにくい。大量投与では子宮収縮を誘発する可能性もあるが、少量では妊婦に安全に投与できる下剤と考えられている。また、乳汁中への移行もごくわずかとされており、授乳への影響はほとんどないとされている[7]。

●高齢者への投与

「高齢者の安全な薬物療法ガイドライン2015」[8]では、酸化マグネシウムの使用に関し、「高齢者では腎機能低下により高Mg血症のリスクが増大する。用法用量を厳守し、かつ低用量から始める」と記載されている。

海外では、酸化マグネシウムと同じ浸透圧下剤として、PEGやラクツロースなどが使用されており、日本でもPEGは2018年に発売、ラクツロースも2018年に慢性便秘症の適応を取得した。高齢者にはこれらの浸透圧下剤が安全に使用できると考えられている。

> 浸透圧下剤のほかにも上皮機能変容薬（ルビプロストン、リナクロチド）や、胆汁酸トランスポーター阻害薬（エロビキシバット）など、近年さまざまな作用機序の下剤が発売されています。酸化マグネシウムが使用できない患者さんには、これらの薬剤が使用できる可能性もあります。

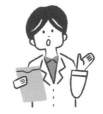

コラム

海外で酸化マグネシウムは あまり使われていない?!

　日本では 100 年以上にわたって服用されている酸化マグネシウムだが、海外では PEG やラクツロースの使用が推奨されており、「American College of Gastroenterology (ACG) 診療ガイドライン」[9]では、酸化マグネシウムの推奨グレードは B にとどまっている。日本では PEG を主成分とする経口腸管洗浄薬は発売されていたが、慢性便秘症に対する保険適応はなく、2018 年にようやく小児および成人の慢性便秘症治療薬として承認された。しかし、国内で発売されている PEG は便中の浸透圧を適正に保つため電解質が含まれており、塩味が強い。小児には飲みにくいというデメリットもあるため、酸化マグネシウムが国内で広く使われている。

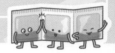

<＜参考文献＞

● Drug Information

添付文書 マグミット錠 200mg・250mg・330mg・500mg 2022 年 10 月改訂（第 12 版）
医薬品インタビューフォーム マグミット錠 200mg・250mg・330mg・500mg, マグミット細粒 83% 2022 年 10 月改訂（第 15 版）

1：腎機能別薬剤投与量 POCKET BOOK 第 4 版, じほう, 2022
2：日本消化器病学会関連研究会 慢性便秘の診断・治療研究会. 慢性便秘症診療ガイドライン 2017, 南江堂, 2017
3：日比紀文, 鈴木秀和：令和版. 実地臨床で役立つ便秘診療マニュアル, 協和企画, 2020
4：使用薬剤の薬価（薬価基準）の一部改正等について 保医発 1119 第 4 号
5：厚生労働省. 酸化マグネシウムによる高マグネシウム血症について. 医薬品・医療機器等安全性情報, 2015;328:3-6
6：日経ドラッグインフォメーション 2023 年 2 月（No.304）
7：薬物治療コンサルテーション 妊娠と授乳 改訂第 3 版, 南山堂, 2021 年 4 月
8：日本老年医学会. 高齢者の安全や薬物療法ガイドライン 2015, メジカルビュー社, 2015
9：American College of Gastroenterology Chronic Constipation Task Force.An Evidence-Based Approach to the Management of Chronic Constipation in North America.Am J Gastroenterol 2005;100:S1-S22.

緩下剤

センノシド

Point

- センノシドは長期連用により耐性が生じ、難治性便秘になることもあるため、頓用での使用が推奨されている
- OTCだけでなく、ダイエット食品や飲料にも含まれていることがあり、重複投与とならないよう注意する
- 肝・腎機能障害時の投与量調整に関し、添付文書上の記載がない

Drug Information

代表的な製品名	プルゼニド	剤　形	【錠】12mg 【顆粒】8%

禁　忌	**1** 本剤の成分またはセンノシド製剤に過敏症の既往歴のある患者 **2** 急性腹症が疑われる患者、痙攣性便秘の患者 **3** 重症の硬結便のある患者 **4** 電解質失調(とくに低カリウム血症)のある患者には大量投与を避けること 【原則禁忌】妊娠または妊娠している可能性のある婦人

効能・効果	便秘症

用法・用量	センノシドA・Bとして、成人1日1回12 〜 24mgを就寝前に経口投与。高度の便秘には、1回48mgまで増量することができる。なお、年齢、症状により適宜増減

重大な副作用	なし	相互作用	なし

代　謝	大腸にてレインアンスロンに代謝	排　泄	糞中および尿中

肝・腎機能別の 投与量調整の必要性	【肝機能障害時】添付文書上の記載なし 【腎機能障害時】添付文書上の記載なし

妊婦・授乳 婦への投与	【妊婦】治療上の有益性が危険性を上回ると判断される場合にのみ投与すること。投与した場合、子宮収縮を誘発して流早産の危険性があるので、妊婦または妊娠している可能性のある婦人には大量に服用しないよう指導すること 【授乳婦】授乳中の婦人にセンノシド製剤を投与した場合、乳児に下痢がみられたとの報告があり、授乳中の婦人には、授乳を避けさせることが望ましい

海外での発売状況	一般用医薬品として欧州、米国等で販売されているが、医療用医薬品としての販売はない	自動車運転等の注意	記載なし

後発医薬品の有無	あり	OTCの有無	あり

成分名	代表的な製品名	用法・用量	小児適応
ピコスルファート ナトリウム水和物	ラキソベロン内用液	1日1回10〜15滴　経口投与	あり
ビサコジル	テレミンソフト坐剤	乳幼児：1回2mg　1日1〜2回肛門内挿入 成　人：1回10mg　1日1〜2回肛門内挿入	2mg：乳幼児適応 あり
センナ・センナ実	アローゼン顆粒	1回0.5〜1g	なし

処方例

Case　50歳　女性

●診断名：慢性便秘症
●特記事項：上記疾患のため酸化マグネシウムを服用して
いたが、排便がないことが多かった

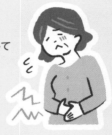

処方箋

Rp1. センノシド錠 12mg
1回1錠便秘時　3回分

処方解説

　刺激性下剤にはアントラキノン系誘導体（センナ・センノシド）とジフェニール系誘導体（ピコスルファート・ビサコジル）があるが、アントラキノン系薬についてプラセボを用いたランダム化比較試験はなく、海外でもほとんど評価されていない[1]。また、国内のガイドライン[2]においても「頓用または短期間の投与を推奨する」と記載されており、推奨の強さやエビデンスレベルは高くない。

　米国消化器病学会の便秘症診療ガイドライン[3]では、生活習慣指導と浸透圧性下剤の投与が治療の基本であり、必要時にのみ刺激性下剤を併用するよう記載がある。刺激性下剤の長期連用により耐性が生じ、難治性便秘になることもあるため注意が必要である。とくにアントラキノン系薬はOTCとして簡単に入手可能であり、ハーブティーとしても発売されているため、知らないうちに耐性ができていることも少なくない[1]。

　刺激性下剤は腸管運動を促進させることによる腹痛、悪心・嘔吐、腹鳴などがあらわれることがあり、事前に指導しておく必要がある。

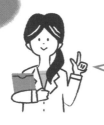

市販薬以外にも健康食品、ダイエット食品、飲料の中にも含まれていることがあります。OTCと重複して投与していないか、また、漫然と刺激性下剤が投与されていないか確認しましょう。

●副作用（大腸メラノーシス）

アントラキノン系薬の長期投与により、大腸粘膜上皮細胞のアポトーシスを引き起こし、大腸粘膜が黒色に変化する。この変化を大腸メラノーシスとよび、病的意義は明らかではないが、一般的に薬剤を中止すると黒色変化は改善する[1]。ただし、大腸メラノーシスが大腸腺腫症や大腸がんのリスクになる可能性を報告した検討[4]もあり、長期投与は推奨されていない。

●禁忌事項

急性腹症が疑われる患者、痙攣性便秘のある患者では禁忌となっている。その理由として、腸粘膜を刺激することによる蠕動運動の反射的亢進により、症状が悪化することがあげられる。また、痙攣性便秘の患者では、副交感神経の過緊張などによる大腸の痙攣収縮によって起こる便秘に、刺激性下剤を投与すると腹痛を増悪するおそれがあり、注意が必要である[5]。便性状の客観的評価にはブリストルスケールが有用であり、服薬指導時にはスケール表を見せ、適宜便性状を把握するとよい。

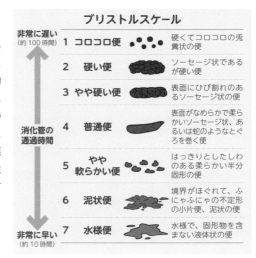

ブリストルスケール

非常に遅い（約100時間）	1	コロコロ便	硬くてコロコロの兎糞状の便
	2	硬い便	ソーセージ状であるが硬い便
	3	やや硬い便	表面にひび割れのあるソーセージ状の便
消化管の通過時間	4	普通便	表面がなめらかで柔らかいソーセージ状、あるいは蛇のようなとぐろを巻く便
	5	やや軟らかい便	はっきりとしたしわのある柔らかい半分固形の便
	6	泥状便	境界がほぐれて、ふにゃふにゃの不定形の小片便、泥状の便
非常に早い（約10時間）	7	水様便	水様で、固形物を含まない液体状の便

●妊婦・授乳婦への投与

添付文書上原則禁忌となっているが、センナの使用によって先天奇形、流早産、その他有害事象が起こったとの症例報告はなく、動物実験では奇形発生は認められなかった。したがって、通常量であれば妊娠中の使用も可能であると考えられる[6]。しかし、大量に投与した場合は子宮収縮を誘発して、流早産の危険性があるため注意が必要である。また、妊娠と薬情報センターにおいて授乳中に安全に使用できると考えられる薬にセンノシドの記載があり、通常量であれば授乳中の使用も可能である[7]。

同じ刺激性下剤のピコスルファートは内用液もあり、滴下量が調節できるため、センノシドで下痢をしてしまう患者さんはピコスルファートで調節してみてもよいでしょう。

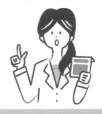

コラム

センノシドを飲むと
尿が着色する ?!

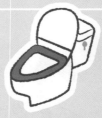

　センノシドおよびその代謝物のアントラキノン誘導体とアルカリ尿の反応により、尿が黄褐色～赤色に着色するといわれている[5]。この反応は、アントラキノン骨格を有する薬剤の未変化体の尿中排泄により着色するものと考えられている。そのため、事前に患者には指導しておく必要がある。なお、腎機能のスクリーニングに用いられる PSP（Phenolsulfonphthalein）試験のように尿の呈色反応を判定に用いる試験では、本剤投与は試験結果に影響を及ぼす場合がある[5]。

　その他尿が着色する薬剤としてリファンピシン、エパルレスタット、リボフラビン酪酸エステル、ミノサイクリン塩酸塩などがある。

＜参考文献＞
● Drug Information
添付文書 プルゼニド錠 12mg（2021 年 10 月改訂 第 12 版）
医薬品インタビューフォーム プルゼニド錠 12mg（2021 年 10 月改訂　第 6 版）
1：日比紀文 , 鈴木秀和：令和版 . 実臨床で役立つ便秘診療マニュアル , 協和企画 .2020
2：日本消化器病学会関連研究会慢性便秘の診断・治療研究会 . 慢性便秘症診療ガイドライン 2017, 南江堂 ,2017
3：Bharucha AE, et al：American Gastroenterological Association technical review on constipation. Gastroenterology,144（1）：218-38,2013［PMID：23261065］
4：van Gorkom BA,et al: Review article: anthranoid laxatives and their potential carcinogenic effects. Aliment Pharmacol Ther.1999 Apr;13（4）:443-52.（PMID: 10215727）
5：医薬品インタビューフォーム プルゼニド錠（2021 年 10 月改訂　第 6 版）
6：薬物治療コンサルテーション 妊娠と授乳 改訂第 3 版 , 南山堂 ,2021 年 4 月
7：妊娠と薬情報センター https://www.ncchd.go.jp/kusuri/（アクセス：2023 年 2 月 25 日）

ロペラミド塩酸塩

Point

- ●ロペラミド塩酸塩（以下：ロペラミド）はもっとも有名な止瀉薬の一つであり、用量調節のしやすさから定時薬としても頓用薬としても使用されている
- ●肝・腎機能障害時の投与量調整に関し、添付文書上の記載がない
- ●OTCや小児用の細粒、後発品も発売されている

Drug Information

代表的な製品名	ロペミン		

剤　形	【カプセル、錠】1mg 【細粒】0.1％、0.05％(小児)

禁　忌	1 出血性大腸炎の患者 2 抗生物質の投与に伴う偽膜性大腸炎の患者 3 低出生体重児、新生児および6カ月未満の乳児 4 本剤の成分に対し過敏症の既往歴のある患者	【原則禁忌】 1 感染性下痢患者 2 潰瘍性大腸炎の患者 3 6カ月以上2歳未満の乳幼児

効能・効果	下痢症

用法・用量	【成人】ロペラミド塩酸塩として、1日1～2mgを1～2回に分割経口投与する 【小児】ロペラミド塩酸塩として、1日0.02～0.04mg/kg（ロペミン小児用細粒0.05％として0.04～0.08g/kg）を2～3回に分割経口投与

重大な副作用	イレウス、巨大結腸、ショック、アナフィラキシー、中毒性表皮壊死融解症(Toxic Epidermal Necrolysis：TEN)、皮膚粘膜眼症候群(Stevens-Johnson症候群)

相互作用	【併用禁忌】なし 【併用注意】ケイ酸アルミニウム、タンニン酸アルブミン、リトナビル、キニジン、イトラコナゾール、デスモプレシン(経口)

代　謝	CYP3A4、CYP2C8	排　泄	おもに糞中

肝・腎機能別の投与量調整の必要性	【肝機能障害時】添付文書上の記載なし 【腎機能障害時】添付文書上の記載なし

妊婦・授乳婦への投与	【妊婦】治療上の有益性が危険性を上回ると判断される場合にのみ投与すること 【授乳婦】本剤投与中の授乳は避けさせること。ヒトで母乳中に移行することが報告されている

海外での発売状況	米国および欧州各国を含む100カ国以上	自動車運転等の注意	あり

後発医薬品の有無	あり	OTCの有無	あり

参考／おもな同種同効薬(止瀉薬)

成分名	代表的な製品名	用 法	作用機序
アヘンチンキ	アヘンチンキ	1日3回　経口投与	腸管μ受容体作動作用
タンニン酸アルブミン	タンナルビン	1日3〜4回　経口投与	収斂作用
ベルベリン塩化物水和物・ ゲンノショウコエキス配合錠	フェロベリン	1日3回　経口投与	殺菌作用・収斂作用　等
天然ケイ酸アルミニウム	アドソルビン原末	1日3〜4回　経口投与	吸着作用・収斂作用

処方例

Case 58歳 男性

- ●診断名：大腸がん
- ●特記事項：仕事はバスの運転手。抗がん剤治療中

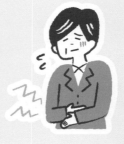

処方箋

Rp1. ロペラミド錠1mg
1回1錠 下痢時 20回分

処方解説

　大腸がんで治療に関連してロペラミドが出されているとすれば、もっとも可能性があるのはイリノテカンだろう。イリノテカンは腸肝循環を起こす薬剤であるため、投与後直近の便秘は遅発性下痢を遷延させる可能性があり、投与後初期にロペラミドを使用するのは避けるように指導する。ただし、本患者はバスの運転手であり、仕事上自由にトイレに行けないため、場合によってはロペラミドを内服せざるを得ない可能性がある。患者個々の事情を鑑みて指導を行うことをお勧めする。

　抗がん剤の下痢に対する対策としてはASCOガイドラインにて引用されている論文[1]が有名である。ただし、本フローチャートは日本のロペラミドの保険適用量よりも大幅に上回る内容になっており、これを踏まえたうえでどう処方するかは医師によっても見解が異なる。

　また抗がん剤の治療と関係なく、大腸がん患者は人工肛門（ストマ）を増設している可能性があり、CTCAEなどで表現する際の違いに注意する。とくにイレオストミーである場合は恒常的に下痢便になるため、ベースラインの排便状況も確認しておくといいだろう。処方の開始時期にも注目することができれば、よりスムーズに指導できる。

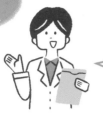

> ロペラミドは血液脳関門を通りづらく開発されているため、従来の下痢止めと比べて中枢系の副作用が少なく、しっかり下痢を止めてくれます。

●止瀉作用と中枢作用の分離

止瀉剤は従来、収斂剤、吸着剤、副交感神経遮断剤、腸内殺菌剤、整腸剤などさまざまなタイプの薬剤が使用されてきたが、効果と副作用の点で限界があった。オピオイド鎮痛薬として現在も使用されるモルヒネやコデインなどは強力な止瀉作用があるが、長期使用による中枢作用が問題視されていた。そこで 1969 年にロペラミドが登場し、非毒性用量ならば腸管への止瀉作用と中枢作用が分離していることで本領域を席巻した[2]。

●小児用製剤がある

止瀉薬には前述のとおりさまざまな種類の薬剤が存在しているが、小児用の製剤が販売されているのはロペラミドのみである。小児には 1 日 0.02 ～ 0.04mg/kg（ロペミン小児用細粒 0.05％として 0.04 ～ 0.08g/kg）を 2 ～ 3 回に分割経口投与とされている。ただし、成人用の細粒製品は 0.1％となっており、万が一小児への調剤に使用すると 2 倍量になってしまうため要注意である[3]。

●イレウスに注意

添付文書の重大な副作用にイレウスの記載があることには留意する必要がある。下痢を止めようと過度に使用することで腸管が麻痺し、イレウスになって救急搬送される可能性がある。患者には、指導時に使用方法を確認し、腹痛、嘔気・嘔吐、腹部膨満、排便・排ガスの停止などの症状があれば病院まで連絡するように指導することが必須である。

> 下痢止めを頓用で処方されているときには、体調不良時の来院のタイミングを確認しましょう。ひどい下痢の患者さんのなかには、ロペラミドを使う段階ではなく、脱水を起こしていてすぐに来院が必要なパターンもあります。

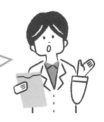

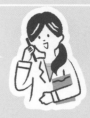

コラム

「下痢がひどくて熱があります。ロペラミドを飲んでもいい？」どう答える？

　最初に考えなくてはならないのは、その患者の下痢の原因は何なのか、である。私たちは薬剤師なので何か患者に症状が生じたときに「薬剤の副作用かもしれない」と考えてしまうが、それ以外にも感染性、免疫性、内分泌性、食事性……など、無数に鑑別疾患の候補は存在する[4]。そのなかでもとくに感染性下痢の場合は止瀉薬の使用により症状が悪化、長引く可能性があるため、発熱を伴っている際には安易に下痢止めを飲むように指導しないほうがいいだろう。

　昨今は抗がん剤投与患者における特定薬剤管理指導加算2を算定する薬局が増えている。厚生労働省の「調剤報酬点数表2022」より、病院で抗がん剤を点滴されている患者に対し、調剤後に電話などで抗悪性腫瘍薬や制吐薬の服用状況を患者や家族に確認することとなっている[5]。その際にタイトルのような質問を受けた場合は、ロペラミドを服用せずにまずは病院へ連絡するように指導することが望ましい。殺細胞性の抗がん剤ならば、好中球減少性腸炎などの重篤な副作用が発生している可能性がある。

　薬剤だけではなく患者自身に何が起こっているのか評価することが、現場の薬剤師に求められていることをぜひ覚えておいてほしい。

＜参考文献＞
● Drug Information
添付文書 ロペミンカプセル 1mg, ロペミン細粒 0.1% 2019 年 9 月改訂（第 17 版）
医薬品インタビューフォーム ロペミンカプセル 1mg, ロペミン細粒 0.1％ , ロペミン小児用細粒 0.05％
2019 年 9 月改訂（第 19 版）
1：Recommended guidelines for the treatment of cancer treatment-induced diarrhea. J Clin Oncol22
（14）:2918-26 2004（PMID: 15254061）
2：医薬品インタビューフォーム　ロペミンカプセル、ロペミン細粒、ロペミン小児用細粒
3：添付文書 ロペミン小児用細粒 0.05% 2019 年 9 月改訂（第 16 版）
4：日本プライマリ・ケア連合学会誌 2012 vol 35,no 1. P56-65
5：厚生労働省. 診療報酬の算定方法の一部改正に伴う実施上の留意事項について（通知）令和 2 年 3 月 5 日
保医発 0305 第 1 号

制吐剤

塩酸メトクロプラミド

Point

- 塩酸メトクロプラミド（以下：メトクロプラミド）は、おもに悪心症状緩和に関し幅広い患者層に用いられている
- CTZ のドパミン D_2 受容体遮断作用による制吐作用、5-HT$_3$ 受容体遮断作用、5-HT$_4$ 受容体刺激作用による消化管運動亢進作用がある
- 血液脳関門を通過しやすく、錐体外路症状の副作用に注意が必要である

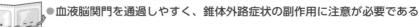

Drug Information

代表的な製品名	プリンペラン	剤 形	【錠】5mg 【細粒】2% 【シロップ】0.1% 【注射液】10mg

禁 忌
1. 本剤の成分に対し過敏症の既往歴のある患者
2. 褐色細胞腫の疑いのある患者
3. 消化管に出血、穿孔または器質的閉塞のある患者

効能・効果
次の場合における消化器機能異常（悪心・嘔吐・食欲不振・腹部膨満感）
胃炎、胃・十二指腸潰瘍、胆嚢・胆道疾患、腎炎、尿毒症、乳幼児嘔吐、薬剤（制癌剤・抗生物質・抗結核剤・麻酔剤）投与時、胃内・気管内挿管時、放射線照射時、開腹術後、X線検査時のバリウムの通過促進

用法・用量
【成人】塩酸メトクロプラミドとして、1日10～30mgを2～3回に分割し食前に経口投与
【小児】シロップ剤において、塩酸メトクロプラミドとして、0.5～0.7mg/kg（シロップとして0.5～0.7ml/kg）

重大な副作用
ショック、アナフィラキシー、悪性症候群、意識障害、痙攣、遅発性ジスキネジア

相互作用
【併用禁忌】なし
【併用注意】フェノチアジン系薬剤（プロクロルペラジン、クロルプロマジン、チエチルペラジン等）、ブチロフェノン系薬剤（ハロペリドール等）、ラウオルフィアアルカロイド薬剤（レセルピン等）、ベンザミド系薬剤（スルピリド、チアプリド等）、ジギタリス剤（ジゴキシン、ジギトキシン等）、カルバマゼピン、抗コリン剤（アトロピン硫酸塩水和物、ブチルスコポラミン臭化物等）

代 謝	グルクロン酸抱合および 硫酸抱合	排 泄	おもに尿中

肝・腎機能別の投与量調整の必要性
【肝機能障害時】添付文書上の記載なし
【腎機能障害時】高い血中濃度が持続するおそれがある

妊婦・授乳婦への投与	【妊婦】治療上の有益性が危険性を上回ると判断される場合にのみ投与すること 【授乳婦】治療上の有益性および母乳栄養の有益性を考慮し、授乳の継続または中止を検討すること。母乳中に移行することが報告されている

海外での発売状況	米国および欧州を含む世界各国	自動車運転等の注意	記載あり

後発医薬品の有無	あり	OTCの有無	なし

(2023年3月時点)

参考／おもな同種同効薬（制吐剤）

成分名	代表的な製品名	用法・用量	作用機序
ドンペリドン	ナウゼリン	1日3回　10mg/回経口投与	ドパミンD_2受容体拮抗薬
グラニセトロン塩酸塩	カイトリル	1日1回 2mg　経口投与	セロトニン5-HT_3拮抗薬
アプレピタント	イメンド	(Day1)　1日1回　125mg (Day2-3) 1日1回　80mg	ニューロキニンNK_1
ジフェンヒドラミンサリチル酸塩・ジプロフィリン	トラベルミン	1日3〜4回 1回1錠経口投与	ヒスタミンH_1拮抗薬
オランザピン※	ジプレキサ	1日1回　5mg　経口投与	MARTA:多元受容体作用抗精神病薬

※「抗悪性腫瘍薬（シスプラチン等）に伴う消化器症状（悪心、嘔吐）」に適応あり

処方例

Case 45歳 女性

●診断名：卵巣がん
●特記事項：悪阻（つわり）が重かった経験あり。乗り物酔いしやすい

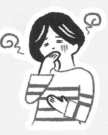

処方箋

Rp1. プリンペラン錠 5mg
1回1錠 1日3回 毎食前 7日分
自己調節可能

**処方
解説**

　メトクロプラミドは非常にポピュラーな制吐薬の一つであり、処方される契機としてもっとも多いものの一つが抗がん剤による吐き気だろう。「制吐薬適正使用ガイドライン」[1]にてメトクロプラミドは突出性悪心のみならず、放射線治療による悪心やオピオイド性の悪心にも推奨がある。患者にとってはもしも吐き気が出たときの"お守り"代わりに処方を希望されることも多い。

　処方において自己調節可とされているが、指導の際には患者に最高でどの程度まで内服が可能か指導する。添付文書上は1日6錠（30mg）までが上限であるとされ、さらに「適宜増減可能」との記載があることから、添付文書量の2倍程度までは一般的には許容とされる[2]。ただし、実臨床においては1日12錠の内服は現実的ではなく、他剤との併用が推奨される。本患者は悪阻が重く、乗り物酔いしやすいことから悪心のリスクが高いと考えられる[1]。卵巣がんには悪心を引き起こす抗がん剤が選択されることが多く、体調の変化を聴取し、必要に応じて病院へ情報提供することが必要である。

> メトクロプラミドは化学受容体引き金帯（CTZ）の
> ドパミン D_2 受容体遮断作用や、セロトニン 5-HT$_3$
> 受容体遮断作用、5-HT$_4$ 受容体刺激作用による消化
> 管運動亢進作用があるといわれています。

●中枢性・末梢性制吐薬

制吐薬は大きく分けて、中枢性制吐薬、末梢性制吐薬、中枢性・末梢性制吐薬が存在する。中枢性嘔吐は延髄にある嘔吐中枢が刺激されることで発症し、末梢性嘔吐は交感神経と迷走神経中の内臓性求心性線維を介して嘔吐中枢が刺激されることで発症する。メトクロプラミドはその両方の機序の悪心をブロックすることができる[3]。

●適応が多い

メトクロプラミドは同種同効薬と比較しても群を抜いて適応疾患が多く、さまざまな症状の患者に使用することが可能である。1965 年より販売開始された歴史のある薬剤であり、実臨床にて非常に多くの患者に使用されている経験があることから、安全性にも一定の信頼感があるのが特徴である。

●妊婦・授乳婦への投与が可能

妊婦においてはオーストラリア分類でカテゴリー A に位置づけられている。添付文書上の妊婦の項には「治療上の有益性が危険性を上回ると判断される場合にのみ投与すること」、授乳の項には「治療上の有益性および母乳栄養の有益性を考慮し、授乳の継続または中止を検討すること。母乳中に移行することが報告されている」と記載があるが、本邦の専門書においては妊婦・授乳婦ともに安全であるという総合評価を得ている[4]。重度の悪阻の妊婦にメトクロプラミドが処方される可能性があるが、胎児への影響を不安に思う患者も多いことからデータを用いた十分な説明が必要である。

> 悪阻のために嘔吐を繰り返して食事がどうしてもと
> れないときには、ドパミン受容体拮抗薬が処方され
> ることがあります。ただし、赤ちゃんへの影響を心
> 配する患者さんのなかには、ビタミン B$_6$ や半夏厚
> 朴湯などが処方されることもあります[4]。

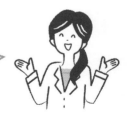

コラム

「なんか最近手が震えるんだよねぇ」
患者に何が起きている？

　とある患者に抗がん剤が開始となり、吐き気が発現する可能性があるため、医師からメトクロプラミドが処方された。次の抗がん剤投与日に来局した患者がタイトルのような発言をぽつりと話してくれたとしたら、あなたはどうするか。もちろんパーキンソン病などといった振戦が起こる疾患を発症した可能性も否定できないが、薬剤から考察してみよう。お薬手帳を開くと長年飲んでいる抗精神病薬が多数記載されている。もともとうつ症状のある患者は錐体外路症状を引き起こしやすい薬剤を複数服用することが多く、メトクロプラミドにて手の震えが惹起された可能性がある。その場合、メトクロプラミドと比較して血液脳関門を通過しづらいといわれている[5]ドンペリドン（中枢性・末梢性制吐薬）へ変更することが医師への有用な提案の一つである。中枢神経性の多くの患者の悪心を緩和してきたメトクロプラミドだが、常に錐体外路症状の発現へ注意を向けることが重要である。

＜参考文献＞

● Drug Information

添付文書 プリンペラン錠5 2022年3月改訂（第1版）

医薬品インタビューフォーム プリンペラン錠5,プリンペラン細粒2%,プリンペランシロップ 2022年9月改訂（第15版）

1：「制吐薬適正使用ガイドライン」2015年10月【第2版】一部改訂版 ver.2.2 http://www.jsco-cpg.jp/item/29/index.html（アクセス：2023年3月1日）

2：薬局薬学 2020;12:13-19

3：新・違いが分かる！同種・同効薬 下巻　南江堂,2021

4：妊娠と授乳 改訂3版　南山堂,2021

5：Jpn J Pharmacol. 1981 Jun;31（3）:305-14.（PMID: 7198163）

AT1 受容体ブロッカー

テルミサルタン

Point
- テルミサルタンは1日1回服用のAT1受容体ブロッカー（以下：ARB）唯一の胆汁排泄型の薬剤である
- CYP450の代謝を受けず、糞便中排泄のため、腎機能障害時でも使用しやすい
- ARBのなかでもっとも半減期の長い薬剤である

Drug Information

代表的な製品名	ミカルディス
剤形	【錠・OD錠】20mg、40mg、80mg

禁忌
1. 本剤の成分に対し過敏症の既往歴のある患者
2. 妊婦または妊娠している可能性のある女性
3. 胆汁の分泌がきわめて悪い患者または重篤な肝障害のある患者
4. アリスキレンフマル酸塩を投与中の糖尿病患者（ただし、他の降圧治療を行ってもなお血圧のコントロールが著しく不良の患者を除く）

効能・効果 高血圧症

用法・用量 テルミサルタンとして40mgを1日1回経口投与
ただし、1日20mgから投与を開始し漸次増量する

重大な副作用 血管浮腫、高カリウム血症、腎機能障害、ショック、失神、意識消失、肝機能障害、黄疸、低血糖、アナフィラキシー、間質性肺炎、横紋筋融解症

相互作用
【併用禁忌】アリスキレンフマル酸塩（ラジレス）
【併用注意】ジゴキシン、カリウム保持性利尿剤（スピロノラクトン、トリアムテレン等）、カリウム補給剤、リチウム製剤（炭酸リチウム）、利尿降圧剤（フロセミド、トリクロルメチアジド等）、非ステロイド性抗炎症薬（NSAIDs）、アンジオテンシン変換酵素阻害剤、アリスキレンフマル酸塩

代謝 UDP-グルクロノシルトランスフェラーゼ（UGT）によるグルクロン酸抱合による代謝

排泄 胆汁排泄

肝・腎機能別の投与量調整の必要性	【肝機能障害時】肝障害のある患者に投与する場合、最大投与量は１日１回40mgとする。胆汁の分泌がきわめて悪い患者または重篤な肝障害のある患者には投与しないこと 【腎機能障害時】重篤な腎障害（血清クレアチニン値3.0mg/dL以上の場合）のある患者では腎機能を悪化させるおそれがある。血液透析中の患者では低用量から投与を開始し、増量する場合は徐々に行うこと
妊婦・授乳婦への投与	【妊婦】妊婦または妊娠している可能性のある女性には投与しないこと。投与中に妊娠が判明した場合には、ただちに投与を中止すること。妊娠中期および末期に本剤を含むアンジオテンシンⅡ受容体拮抗剤を投与された高血圧症の患者で羊水過少症、胎児・新生児の死亡、新生児の低血圧、腎不全、高カリウム血症、頭蓋の形成不全および羊水過少症によると推測される四肢の拘縮、頭蓋顔面の奇形、肺の発育不全等があらわれたとの報告がある 【授乳婦】授乳しないことが望ましい。動物実験（ラット）で乳汁中へ移行することが報告されている。また、動物実験（ラット出生前、出生後の発生および母動物の機能に関する試験）の15mg/kg/日以上の投与群で出生児の４日生存率の低下、50mg/kg/日投与群で出生児の低体重および身体発達の遅延が報告されている
自動車運転等の注意	降圧作用に基づくめまい、ふらつきがあらわれることがあるので、高所作業、自動車の運転等危険を伴う機械を操作する際には注意させること
海外での発売状況	101カ国
後発医薬品の有無	あり
OTCの有無	なし

(2023年5月時点)

参考／おもな同種同効薬（ARB）

成分名	代表的な製品名	用法	小児適応
アジルサルタン	アジルバ	１日１回　経口投与	あり
イルベサルタン	イルベタン	１日１回　経口投与	なし
オルメサルタン メドキソミル	オルメテック	１日１回　経口投与	なし
カンデサルタン シレキセチル	ブロプレス	１日１回　経口投与	あり（高血圧症のみ）
バルサルタン	ディオバン	１日１回　経口投与	あり
ロサルタンカリウム	ニューロタン	１日１回　経口投与	なし

処方例

Case　80歳　女性

●診断名：高血圧症
●特記事項：腎機能障害あり（CLcr = 35mL/min）

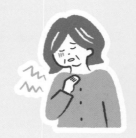

処方箋

Rp1. テルミサルタン錠 20mg
　1回1錠 1日1回 朝食後 30日分
Rp2. アムロジピン錠 5mg
　1回1錠 1日1回 朝食後 30日分

処方解説

　「高血圧治療ガイドライン JSH2019」[1]では、利尿薬、Ca 拮抗薬、ACE 阻害薬、ARB が第一選択薬とされ、異なるクラスの降圧薬の併用は同一薬の倍量よりも降圧効果が大きいことがメタ解析で示されているとの記載がある。さらに、同ガイドラインでは、第一選択薬の間で併用が推奨されている組み合わせとして、① ACE 阻害薬あるいは ARB ＋ Ca 拮抗薬、② ACE 阻害薬あるいは ARB ＋利尿薬、③ Ca 拮抗薬＋利尿薬とされている（図1）。よって、ARB であるテルミサルタンと、Ca 拮抗薬であるアムロジピンの併用は単剤で降圧効果が不十分な場合、適切な組み合わせであるといえる。

　さらに Case では、高齢女性であり腎機能障害がある。そのことから、ARB のなかでも糞便中に排泄され、腎機能障害時でも比較的使用しやすいテルミサルタンの選択は妥当であろう。

　同ガイドラインでは ARB ＋ Ca 拮抗薬の併用は、ARB ＋利尿薬併用と比較して降圧効果や脳心血管イベント抑制効果は同程度であり、副作用発現率がより低率であるとされている。また、ARB/ACE 阻害薬＋ Ca 拮抗薬の併用は、ARB/ACE 阻害薬＋利尿薬との組み合わせよりも eGFR/CLcr の保護作用が強く、腎保護効果が大きいことが記載されている。そのため、腎機能障害患者に対する本処方の組み合わせは適切であるといえる。

■図1　推奨される組み合わせ

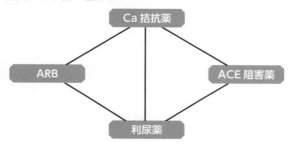

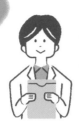

2023年2月時点で7種類のARBが発売されています。さらに、アムロジピンとの合剤、ヒドロクロロチアジドとの合剤やこれら両方を含む合剤も発売されています。

●薬物動態の違い

テルミサルタンは、CYP450の代謝を受けず、グルクロン酸抱合で代謝され、そのほとんどが糞便中に排泄される。その他のARBは、おもにCYP2C9で代謝される薬剤である。テルミサルタンのほか、アジルサルタン、バルサルタンはそれ自体が活性を示す一方で、オルメサルタン、カンデサルタン、ロサルタンはプロドラッグであり、代謝物が活性を示す。

消失半減期の長さは、各添付文書のデータで比較すると、テルミサルタン＞アジルサルタン＞イルベサルタン≒オルメサルタン＞カンデサルタン＞バルサルタン＞ロサルタンとなる。

●肝・腎機能障害時の投与量

テルミサルタンは、おもに胆汁中に排泄されるため、肝機能障害患者ではクリアランスが低下することがあり、注意が必要である。添付文書では、「胆汁分泌がきわめて悪い患者や重篤な肝障害のある患者には投与しないこと」とされている[2]。一方で、胆汁中に排泄されるため、腎機能障害時でも使用しやすい薬剤である。ただし、血清クレアチニン値3.0mg/dL以上の場合は腎機能を悪化させるおそれがあり、血液透析中の患者では低用量から投与開始する必要がある[2]。

●妊婦・授乳婦への投与

2023年5月に改訂された添付文書[2]では、妊娠する可能性のある女性に関して、①本剤投与開始前に妊娠していないことを確認すること。投与中に妊娠が判明した場合には直ちに投与を中止すること。②本剤投与開始時に患者に説明すること。また、投与中も必要に応じ説明すること。と記載されている。「薬物治療コンサルテーション　妊娠と授乳」[3]では、ARBの妊娠初期の使用における先天奇形の報告は少なく、現時点では通常の奇形発生率を大きく上回ることはないと考えられるが、データが少ないため安全であると結論づけることはできない。また、ARBにおいてもACE阻害薬と同様の胎児毒性が報告されており、ACE阻害薬と同様に妊娠判明後は中止し、他剤での血圧管理に切り替える必要があるとされている。

テルミサルタンは妊婦・授乳婦に禁忌です。
女性に処方されている場合には注意しましょう。

コラム

ARB のなかで、高血圧症 "以外" の適応をもつ薬剤って？

　ARB のなかでは、ロサルタンとカンデサルタンは高血圧症以外にも適応がある。

　ロサルタンに関しては、2006 年に「高血圧および蛋白尿を伴う 2 型糖尿病における糖尿病性腎症」の適応が追加となった。以前より、動物実験においてロサルタンが実験的非糖尿病性および糖尿病性腎症に腎保護作用および尿蛋白の低下作用をもつことが示されていた[4]。その後、高血圧および蛋白尿を伴う 2 型糖尿病患者を対象に行われた大規模国際共同治験（RENAAL 試験[5]）において、ロサルタン群とプラセボ群で比較した結果、尿中アルブミン (mg/L)／クレアチニン (g/L) 比の低下と腎疾患の進展抑制効果が示され、適応追加に至った。

　カンデサルタンに関しては、「腎実質性高血圧症」と「下記の状態で、アンジオテンシン変換酵素剤の投与が適切でない場合：慢性心不全（軽症～中等症）」にも適応をもつ。

　ちなみに、ACE 阻害薬のなかでは、イミダプリルのみ「1 型糖尿病に伴う糖尿病性腎症」に対して適応をもっている。イミダプリルとロサルタンでは、同じ糖尿病性腎症でも 1 型と 2 型で適応が異なるため注意が必要である。

＜参考文献＞
● Drug Information
添付文書 ミカルディス錠 20mg・40mg・80mg 2020 年 7 月改訂（第 1 版）
医薬品インタビューフォーム ミカルディス錠 20mg・40mg・80mg 2020 年 7 月改訂（第 23 版）
1：日本高血圧学会 . 高血圧治療ガイドライン 2019（JSH2019），ライフサイエンス , 2019
2：添付文書 ミカルディス錠
3：薬物治療コンサルテーション 妊娠と授乳 改訂 3 版 , 南山堂 ,2020
4：ニューロタン錠 審査報告書
5：Brenner BM, et al. Effects of losartan on renal and cardiovascular outcomes in patients with type 2 diabetes and nephropathy. N Engl J Med 2001　Sep; 345(12): 861–869.(PMID: 11565518)

エナラプリルマレイン酸塩

Point

- ●エナラプリルマレイン酸塩（以下：エナラプリル）は、1日1回服用のアンジオテンシン変換酵素（ACE）阻害剤である
- ●小児高血圧症に適応があり、生後1カ月以上の小児に使用可能である
- ●プロドラッグ製剤であり、体内で代謝されて活性代謝物が作用を示す

Drug Information

代表的な製品名	レニベース	剤　形	【錠・OD錠】2.5mg、5mg、10mg 【細粒】1%

禁　忌

1 本剤の成分に対し過敏症の既往歴のある患者
2 血管浮腫の既往歴のある患者（アンジオテンシン変換酵素阻害剤等の薬剤による血管浮腫、遺伝性血管浮腫、後天性血管浮腫、特発性血管浮腫等）
3 デキストラン硫酸固定化セルロース、トリプトファン固定化ポリビニルアルコールまたはポリエチレンテレフタレートを用いた吸着器によるアフェレーシスを施行中の患者
4 アクリロニトリルメタリルスルホン酸ナトリウム膜（AN69）を用いた血液透析施行中の患者
5 妊婦または妊娠している可能性のある女性
6 アリスキレンを投与中の糖尿病患者（ただし、他の降圧治療を行ってもなお血圧のコントロールが著しく不良の患者を除く）
7 アンジオテンシン受容体ネプリライシン阻害薬（サクビトリルバルサルタンナトリウム水和物）を投与中の患者、あるいは投与中止から36時間以内の患者

効能・効果

❶本態性高血圧症、腎性高血圧症、腎血管性高血圧症、悪性高血圧
❷下記の状態で、ジギタリス製剤、利尿剤等の基礎治療剤を投与しても十分な効果が認められない場合
慢性心不全（軽症〜中等症）

用法・用量

〈高血圧症〉
【成人】エナラプリルマレイン酸塩として5〜10mgを1日1回経口投与。ただし、腎性・腎血管性高血圧症または悪性高血圧の患者では2.5mgから投与を開始することが望ましい
【小児】生後1カ月以上の小児には、エナラプリルマレイン酸塩として0.08mg/kgを1日1回経口投与
〈慢性心不全（軽症〜中等症）〉ジギタリス製剤、利尿剤等と併用すること
【成人】エナラプリルマレイン酸塩として5〜10mgを1日1回経口投与。ただし、腎障害を伴う患者または利尿剤投与中の患者では2.5mg（初回量）から投与を開始することが望ましい

重大な副作用

血管浮腫、ショック、心筋梗塞、狭心症、急性腎障害、汎血球減少症、無顆粒球症、血小板減少、膵炎、間質性肺炎、剥脱性皮膚炎、中毒性表皮壊死融解症（Toxic Epidermal Necrolysis：TEN）、皮膚粘膜眼症候群（Stevens-Johnson症候群）、天疱瘡、錯乱、肝機能障害、肝不全、高カリウム血症、抗利尿ホルモン不適合分泌症候群（SIADH）

相互作用	【併用禁忌】デキストラン硫酸固定化セルロース、トリプトファン固定化ポリビニルアルコールまたはポリエチレンテレフタレートを用いた吸着器によるアフェレーシスの施行(リポソーバー、イムソーバTR、セルソーバ等)、アクリロニトリルメタリルスルホン酸ナトリウム膜を用いた透析(AN69)、アリスキレン(糖尿病患者に使用する場合。ただし、他の降圧治療を行ってもなお血圧のコントロールが著しく不良の患者を除く)、アンジオテンシン受容体ネプリライシン阻害薬(サクビトリルバルサルタンナトリウム水和物) 【併用注意】カリウム保持性利尿剤(スピロノラクトン、トリアムテレン)、カリウム補給剤(塩化カリウム)、トリメトプリム含有製剤(スルファメトキサゾール・トリメトプリム)、リチウム(炭酸リチウム)、アリスキレン、アンジオテンシンⅡ受容体拮抗剤、利尿降圧剤、利尿剤(ヒドロクロロチアジド)、カリジノゲナーゼ製剤、ニトログリセリン、非ステロイド性消炎鎮痛剤(インドメタシン等)、リファンピシン、ビルダグリプチン

代 謝	おもに肝臓	排 泄	おもに腎臓

肝・腎機能別の投与量調整の必要性	【肝機能障害時】添付文書上の記載なし 【腎機能障害時】 〈効能共通〉CLcrが30mL/min以下、または血清クレアチニンが3mg/dL以上の場合には、投与量を減らすか、もしくは投与間隔をのばすなど慎重に投与すること。本剤の活性代謝物の血中濃度が上昇し、過度の血圧低下、腎機能の悪化が起きるおそれがある 〈慢性心不全(軽症〜中等症)〉本剤の投与を低用量から開始し、増量する場合は徐々に行うこと。初回投与後、一過性の急激な血圧低下を起こすおそれがある

妊婦・授乳婦への投与	【妊婦】妊婦または妊娠している可能性のある女性には投与しないこと。投与中に妊娠が判明した場合には、ただちに投与を中止すること。妊娠中期および末期にアンジオテンシン変換酵素阻害剤等を投与された高血圧症の患者で、羊水過少症、胎児・新生児の死亡、新生児の低血圧、腎不全、高カリウム血症、頭蓋の形成不全および羊水過少症によると推測される四肢の拘縮、頭蓋顔面の変形等があらわれたとの報告がある。また、海外で実施されたレトロスペクティブな疫学調査で、妊娠初期にアンジオテンシン変換酵素阻害剤を投与された患者群において、胎児奇形の相対リスクは降圧剤が投与されていない患者群に比べ高かったとの報告がある 【授乳婦】治療上の有益性および母乳栄養の有益性を考慮し、授乳の継続または中止を検討すること。ヒト母乳中へ移行することが報告されている

海外での発売状況	米国および欧州各国を含む16カ国

自動車運転等の注意	降圧作用に基づくめまい、ふらつきがあらわれることがあるので、高所作業、自動車の運転等危険を伴う機械を操作する際には注意させること

後発医薬品の有無	あり	OTCの有無	なし

(2023年3月時点)

参考／おもな同種同効薬（アンジオテンシン変換酵素阻害剤）

成分名	代表的な製品名	用 法	高血圧症以外の適応
イミダプリル塩酸塩	タナトリル	1日1回 経口投与	1型糖尿病に伴う糖尿病性腎症（2.5mg、5mg）
テモカプリル塩酸塩	エースコール	1日1回 経口投与	記載なし
ペリンドプリルエルブミン	コバシル	1日1回 経口投与	記載なし
リシノプリル水和物	ロンゲス	1日1回 経口投与	慢性心不全（軽症〜中等症）

 処方例

Case 76歳 女性

● 診断名：左室駆出率の低下した心不全（HFrEF）
● 特記事項：副作用・アレルギー歴なし、腎機能低下なし、LVEF 20%

処方箋

Rp1. エナラプリルマレイン酸塩錠 5mg	1回1錠 1日1回 朝食後 30日分
Rp2. カルベジロール錠 2.5mg	1回1錠 1日2回 朝・夕食後 30日分
Rp3. スピロノラクトン錠 25mg	1回1錠 1日1回 朝食後 30日分

 処方解説

　「高血圧治療ガイドライン JSH2019」[1]では、HFrEF の場合は降圧（血圧は正常か低い症例が多い）、QOL や予後改善、心不全入院抑制を目的に降圧薬を用いるとされている。標準薬物治療としては、ACE 阻害薬、β遮断薬、利尿薬、MR 拮抗薬の併用療法である。

　また、「急性・慢性心不全診療ガイドライン（2017年改訂版）」[2]では、ACE 阻害薬の使用により、心不全の入院を抑制し、生命予後を改善することがあきらかになっている。そのため、すべての左室収縮機能低下患者に用いられるべきとされている。よって、Case の3剤併用は HFrEF の治療としては妥当であると考える。

　また、同ガイドラインでは、ACE 阻害薬を投与し、忍容性がない場合には ARB を用いることが推奨されている。本症例において ACE 阻害薬の代表的な副作用である空咳などの副作用が出現することがあれば、ARB への変更も考慮する必要がある。

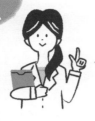

エナラプリルは、高血圧症以外にも適応があります。
さらに、小児にも使用できます。

●適応の違い

ACE 阻害薬のなかでも、エナラプリルとリシノプリルには高血圧症に加えて、慢性心不全（軽症〜中等症）にも適応がある。イミダプリルには、高血圧症以外に 1 型糖尿病に伴う糖尿病性腎症にも適応がある。また、エナラプリルは生後 1 カ月以上、リシノプリルは 6 歳以上の小児の高血圧症に対しても適応がある。

●薬物動態の違い

ACE 阻害薬には、体内で代謝されることで活性体となるプロドラッグ製剤と、活性型の製剤がある。エナラプリル、イミダプリル、テモカプリル、ペリンドプリルはプロドラッグであり、カプトプリルとリシノプリルが活性型製剤である。

エナラプリルにおいて、肝機能障害時に関しては、添付文書に記載はない。腎機能障害時の添付文書に記載されている用量については Drug Information に記載の通りであるが、「腎機能別薬剤投与量 POCKET BOOK」によると、$30 < CLcr < 60$ では、1 日 1 回 2.5mg から開始し、維持量は 50 〜 75％に減量も考慮に慎重投与。$CLcr \leq 30$（血液透析、腹膜透析を含む）では、1 日 1 回 2.5mg より開始し、維持量は 50％に減量も考慮に慎重投与とされている[3]。

●空咳の発現頻度

ACE 阻害薬のなかで代表的な副作用として空咳があげられる。空咳の発現機序としては、ACE によって分解されるサブスタンス P やブラジキニンの増加などの蓄積が関与していると考えられている[4]。

また、空咳は ACE 阻害薬を服用した患者の 5 〜 20％ で発生し、別の ACE 阻害薬の再導入でも再発する可能性があり、さらに男性より女性のほうが頻度は高いという報告もある[4]。

しかし、この空咳の発現頻度は薬剤によって異なる。例えば、エナラプリル[5]やイミダプリル[6]は添付文書上の発現頻度が 0.1 〜 5％ であるのに対して、ペリンドプリル[7]は 5％以上と、他の ACE 阻害薬と比較して発現頻度が高い。そのため、エナラプリルは空咳のリスクが低く、他の ACE 阻害薬と比較すると使用しやすいといえる。

空咳の発現時期としては、通常、治療開始数時間以内、遅くても 1 週間以内に起こるとされている[4]。

血圧が高くない心不全の患者さんにも使用されることがあるため、過度の血圧低下がないかどうかモニタリングしましょう。

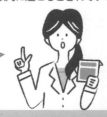

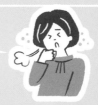

コラム

誤嚥性肺炎に
ACE 阻害薬が使われる!?

ACE 阻害薬は、アンジオテンシン I からアンジオテンシン II への変換を阻害することで降圧作用を示す。

そのほかにも、ブラジキニンやサブスタンス P の分解も阻害する作用がある。ブラジキニンは気管支の受容体を刺激する物質であり、サブスタンス P は嚥下や咳反射を制御する神経伝達物質である。

ACE 阻害薬の服用により、サブスタンス P、ブラジキニンの分解が妨げられ、ACE 阻害薬に代表的な空咳が引き起こされると考えられている。この ACE 阻害薬によるサブスタンス P の分解を阻害する作用を利用して、誤嚥性肺炎の治療や予防が期待されており、実際に ACE 阻害薬と肺炎発症の抑制に関する報告がいくつかされている[8]。ただし、適応上は承認されていない。

＜参考文献＞

● Drug Information

添付文書 レニベース錠 2.5・5・10 2022 年 3 月改訂（第 3 版）

医薬品インタビューフォーム レニベース錠 2.5・5・10 2022 年 3 月改訂（第 21 版）

1：日本高血圧学会 . 高血圧治療ガイドライン 2019（JSH2019），ライフサイエンス出版 , 2019

2：日本循環器学会 / 日本心不全学会合同ガイドライン . 急性・慢性心不全診療ガイドライン（2017 年改訂版），2017

3：腎機能別薬剤投与量 POCKET BOOK 第 4 版 , じほう , 2022

4：Israili ZH, Hall WD. Cough and angioneurotic edema associated with angiotensin-converting enzyme inhibitor therapy. A review of the literature and pathophysiology. Ann Intern Med 1992 Aug;117(3):234-42. (PMID: 1616218)

5：添付文書 レニベース錠 2.5・5・10

6：添付文書 イミダプリル錠 2.5・5 2022 年 2 月改訂（第 21 版）

7：添付文書 コバシル錠 2mg・4mg 2022 年 8 月改訂（第 1 版）

8：岡崎達馬 , 他：【進化する呼吸器疾患のリハビリテーション医療】繰り返す誤嚥性肺炎に対するリハビリテーション医療 (解説).The Japanese Journal of Rehabilitation Medicine 2023.2 60(2) 108-113

アムロジピンベシル酸塩

Point

- アムロジピンベシル酸塩（以下：アムロジピン）はジヒドロピリジン系カルシウム拮抗薬に分類され、血管拡張作用が強く、心収縮・刺激伝導系にはほとんど作用しない
- ほかのジヒドロピリジン系のカルシウム拮抗薬と比較してCYP3A4の影響を受けにくい
- 効果発現までは時間を要する
- 国内のガイドラインにおいて有用性が高く評価され、もっとも使用される薬剤の一つと位置づけられている

Drug Information

代表的な製品名	ノルバスク、アムロジン	**剤　形**	【錠・OD錠】2.5mg、5mg、10mg

禁　忌　ジヒドロピリジン系化合物に対し過敏症の既往歴のある患者

効能・効果
❶高血圧症
❷狭心症

用法・用量
＜高血圧症＞
【成人】　アムロジピンとして2.5〜5mgを1日1回経口投与。なお、症状に応じ適宜増減するが、効果不十分な場合には1日1回10mgまで増量することができる
【小児】アムロジピンとして2.5mgを1日1回経口投与。なお、年齢、体重、症状により適宜増減する

重大な副作用　劇症肝炎、肝機能障害、黄疸、無顆粒球症、白血球減少、血小板減少、房室ブロック、横紋筋融解症

相互作用
【併用禁忌】なし
【併用注意】CYP3A4阻害薬(エリスロマイシン、ジルチアゼム、リトナビル、イトラコナゾール等)、CYP3A4誘導剤(リファンピシン等)、シンバスタチン、タクロリムス、グレープフルーツジュース

代　謝	おもに肝臓	**排　泄**	尿中未変化体排泄率は投与後24時間までに投与量の約3％、144時間までに約8％。糞中排泄は、投与後12日までに23％

肝・腎機能別の投与量調整の必要性

【肝機能障害時】増量時には慎重に投与すること。高用量（10mg）において副作用の発現頻度が高くなる可能性がある。本剤は主として肝臓で代謝されるため、血中濃度半減期の延長および血中濃度－時間曲線下面積（AUC）が増大することがある
【腎機能障害時】重篤な腎機能障害のある患者。降圧に伴い腎機能が低下することがある

妊婦・授乳婦への投与

【妊婦】妊婦または妊娠している可能性のある女性に投与する場合には、治療上の有益性が危険性を上回ると判断される場合にのみ投与すること。動物実験で妊娠末期に投与すると妊娠期間および分娩時間が延長することが認められている
【授乳婦】治療上の有益性および母乳栄養の有益性を考慮し、授乳の継続または中止を検討すること。ヒト母乳中へ移行することが報告されている

海外での発売状況 米国および欧州各国を含む100カ国以上

自動車運転等の注意 降圧作用に基づくめまいなどがあらわれることがあるので、高所作業、自動車の運転等危険を伴う機械を操作する際には注意

後発医薬品の有無 あり **OTCの有無** なし

（2023年2月時点）

参考／おもな同種同効薬（ジヒドロピリジン系）

成分名	代表的な製品名	阻害するCaチャネル	グレープフルーツジュースの併用によるAUC変化比[1]
アゼルニジピン	カルブロック	L型、T型	3.32倍
シルニジピン	アテレック	L型、N型	2.3倍
ニフェジピン	アダラートCR	L型	1.08〜2.03倍
ベニジピン	コニール	L型、N型、T型	1.59倍

Case　65歳　女性

- ●診断名：高血圧症
- ●特記事項：果物農家、合併症なし

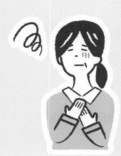

処方箋

Rp1. アムロジピンベシル酸塩錠 5mg
1回1錠　1日1回　朝食後 28日分

処方
解説

　「高血圧治療ガイドライン JSH2019」[2]において、アムロジピンは血中半減期・作用持続時間が長いこと、効果発現が緩徐であることから、有用性が高く評価され、もっとも頻用される降圧薬と記載されている。

　Ca チャネルのサブタイプとして心筋・平滑筋などに存在する高電位活性型のL (long-lasting) 型、神経終末などに存在しノルアドレナリンを分泌するN (Natural) 型、心臓の洞結節、房室結節などに存在するT（Transient）型が存在する。

　Case は合併症のない高血圧症であり、L型チャネル阻害のみアムロジピンまたはニフェジピンで問題ないだろう。アムロジピンとニフェジピンの降圧効果は、ニフェジピンは降圧効果がアムロジピンより高いとの報告はあるが、交感神経活性化による頻脈やレニン - アンギオテンシン系の活性化による過降圧などの副作用も多いとの報告[3]もあり、アムロジピンの導入が妥当であろう。

　果物が嗜好品の患者背景がある。グレープフルーツを代表とするフラノクマリン類含有の柑橘類は CYP3A4 を阻害するため、アムロジピンの血中濃度が上昇するおそれがある。しかしながら、アムロジピンはグレープフルーツジュースの併用による AUC 変化比は 1.14 倍と他の Ca 拮抗薬と比較して影響を受けにくく、柑橘類が嗜好品の患者に対する Ca 拮抗薬はアムロジピンがいいだろう。

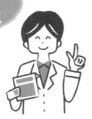

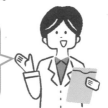

柑橘類のなかでも温州ミカンなどは CYP3A4 阻害が弱く、食べることができます。すべての柑橘類が不可ではないということを患者さんに説明しましょう。

●摂取可能な柑橘類、控えるべき柑橘類

アムロジピンをはじめとする Ca 拮抗薬は、おもに薬物代謝酵素である CYP3A4 によって代謝される。グレープフルーツなどの柑橘類に含まれるフラノクマリン類は小腸の CYP3A4 を阻害する作用をもち、アムロジピンなどのカルシウム拮抗薬の代謝遅延を起こし血中濃度の上昇を引き起こす。しかしながら、すべての柑橘類が摂取できないというわけではない。

フラノクマリン類の含有量が少なく、摂取可能な柑橘類は、温州ミカン、バレンシアオレンジ、ネーブルオレンジ、柚子などがある。フラノクマリン類の含有量が多く、控えるべき柑橘類はグレープフルーツ、スウィーティー、ハッサクなどがある。アムロジピンはグレープフルーツとの影響は比較的受けにくいが、大量摂取は控えるよう指導する。

●肝・腎機能障害時の投与量

添付文書には肝機能低下時は、高用量（10mg 服用）の際に代謝遅延による血中濃度の上昇のおそれがあるとの記載がある。また、「高血圧治療ガイドライン JSH2019」[2] では、降圧効果が不十分な場合は単剤の薬剤の増量よりも、他の降圧剤の少量併用するほうが良好な降圧効果が得られるとの報告があり、高用量投与はあまりメリットがない。

重度の腎機能障害時には、降圧による臓器の血流や機能低下による腎機能障害の悪化のおそれがあるが、収縮期血圧 120mmHg までは安全に降圧できる。

●治療効果判定

アムロジピンの半減期は 34.2 時間と長いのが特徴である。血中濃度が安定するまで 6 日程度かかる。治療効果を評価するには服用 1 週間後あたりに行うことが望ましい。

アムロジピンは投与量が増えると末梢浮腫のリスクが増加します[4]。高用量（10mg/ 日）を服用している場合はより副作用確認を徹底しましょう。

コラム

アムロジピンは活性炭の影響を受けない！？

　アムロジピンの添付文書には、過量投与の際の処置方法として特異的な解毒薬はなく、透析による除去も有効ではないと記載があるが、アムロジピン服用直後に活性炭を投与した場合、アムロジピンの AUC は 99％減少し、服用 2 時間後では49％減少したことから、アムロジピン過量投与時の呼吸抑制処置として活性炭投与が有効であると報告されている[5]。

　では、活性炭として有名な球形吸着炭（クレメジン）を服用している場合はどうなるだろうか。クレメジンは、100 〜 1000 の低分子量の物質を選択的に吸収する。クレメジンは本来薬物との吸着を防ぐために、食間での投与が推奨されている。しかしながら、アムロジピンは Tmax が 7 〜 8 時間と長く、吸収に時間がかかる。そのため、1 日 3 回の服用がスタンダードであるクレメジンは、少なからずアムロジピンの吸収に影響を与えると考えられるのではないだろうか。

　しかしながら、ある報告ではクレメジンとアムロジピンを同時に服用したときに、血漿濃度はほとんど差がなかったとの報告がある[6]。クレメジン服用中の CKD の降圧剤に関する薬学的アセスメントをする際には、参考にしてもいいだろう。

＜参考文献＞

● Drug Information

添付文書 ノルバスク錠 2.5mg・5mg・10mg, ノルバスク OD 錠 2.5mg・5mg・10mg　2022 年 12 月改訂（第 3 版）
医薬品インタビューフォーム ノルバスク錠 2.5mg・5mg・10mg, ノルバスク OD 錠 2.5mg・5mg・10mg 2022 年 12 月改訂（第 2 版）

1：Ohnishi A.（Shionohi and Co.Ltd, Osaka ／ Japan）：Br. J. Clin. Pharmacol.62（2）196 − 199,2006.8

2：日本高血圧学会 . 高血圧治療ガイドライン 2019（JSH2019）, ライフサイエンス出版 ,2019

3：Resistant Hypertension: Detection, Evaluation, and Management: A Scientific Statement From the American Heart Association.Practice Guideline Hypertension.2018 Nov;72(5):e53-e90.doi: 10.1161/HYP.0000000000000084.［PubMed 30354828］

4：Makani H, Bangalore S, Romero J, et al. Peripheral edema associated with calcium channel blockers: incidence and withdrawal rate--a meta-analysis of randomized trials. J Hypertens. 2011;29（7）:1270-1280. doi:10.1097/HJH.0b013e3283472643 [PubMed 21558959]

5：Laine,K. et al.：Br J Clin Pharmacol.Br J Clin Pharmacol.1997 Jan;43(1):29-33.doi:10.1111/j.1365-2125.1997.tb00029.x.［PuMed 9056049］

6：Chie Tanaka, Hisakazu Ohtani, et al. Effects of dosing interval on the pharmacokinetic interaction between oral small spherical activated charcoal and amlodipine in humans. J Clin Pharmacol.2007;47(7):904-8. doi:10. 1177/0091270007301622. [PubMed 17585118]

αβ遮断剤

カルベジロール

Point

- カルベジロールは LVEF の低下した心不全、頻脈、狭心症、心筋梗塞後に積極適応として推奨されている
- 喘息や一部の心不全、未治療の褐色細胞腫に禁忌など疾患禁忌が多く、併存疾患・既往歴の確認が必要
- 肝・腎機能障害時の投与量調整に関し、添付文書上の記載がない

Drug Information

代表的な製品名	アーチスト	剤 形	【錠】1.25mg、2.5mg、10mg、20mg

警 告　慢性心不全患者に使用する場合には、慢性心不全治療の経験が十分にある医師のもとで使用すること

禁 忌
1. 気管支喘息、気管支痙攣のおそれのある患者
2. 糖尿病性ケトアシドーシス、代謝性アシドーシスのある患者
3. 高度の徐脈(著しい洞性徐脈)、房室ブロック(Ⅱ、Ⅲ度)、洞房ブロックのある患者
4. 心原性ショックの患者
5. 強心薬または血管拡張薬を静脈内投与する必要のある心不全患者
6. 非代償性の心不全患者
7. 肺高血圧による右心不全のある患者
8. 未治療の褐色細胞腫の患者
9. 妊婦または妊娠している可能性のある婦人
10. 本剤の成分に対し過敏症の既往歴のある患者

効能・効果　❶本態性高血圧症(軽症〜中等症)　❷腎実質性高血圧症　❸狭心症　❹次の状態で、アンジオテンシン変換酵素阻害薬、利尿薬、ジギタリス製剤等の基礎治療を受けている患者、虚血性心疾患または拡張型心筋症に基づく慢性心不全　❺頻脈性心房細動

効能・効果	錠1.25mg	錠2.5mg	錠10mg	錠20mg
本態性高血圧症 (軽症〜中等症)	－	－	○	○
腎実質性高血圧症	－	－	○	○
狭心症	－	－	○	○
虚血性心疾患または拡張型 心筋症に基づく慢性心不全	○	○	○	－
頻脈性心房細動	－	○	○	○

○：効能あり　－：効能なし

用法・用量	【本態性高血圧症(軽症〜中等症)腎実質性高血圧症】カルベジロールとして、成人 1 回 10 〜 20mgを1日1回経口投与。なお、年齢、症状により適宜増減する
	【狭心症】カルベジロールとして、成人1回20mgを1日1回経口投与。なお、年齢、症状により適宜増減する
	【虚血性心疾患または拡張型心筋症に基づく慢性心不全】カルベジロールとして、成人 1回1.25mg、1日2回食後経口投与から開始。1回1.25mg、1日2回の用量に忍容性がある場合には、1週間以上の間隔で忍容性をみながら段階的に増量し、忍容性がない場合は減量する
	用量の増減は必ず段階的に行い、1回投与量は1.25mg、2.5mg、5mgまたは10mgのいずれかとし、いずれの用量においても、1日2回食後経口投与とする。通常、維持量として1回2.5 〜 10mgを1日2回食後経口投与する。なお、年齢、症状により、開始用量はさらに低用量としてもよい。また、患者の本剤に対する反応性により、維持量は適宜増減する
	【頻脈性心房細動】カルベジロールとして、成人1回5mgを1日1回経口投与から開始し、効果が不十分な場合には10mgを1日1回、20mgを1日1回へ段階的に増量する。なお、年齢、症状により適宜増減するが、最大投与量は20mgを1日1回までとする

重大な副作用	高度な徐脈、ショック、完全房室ブロック、心不全、心停止、肝機能障害、黄疸、急性腎不全、中毒性表皮壊死融解症(Toxic Epidermal Necrolysis:TEN)、皮膚粘膜眼症候群(Stevens-Johnson症候群)、アナフィラキシー

相互作用	【併用禁忌】なし
	【併用注意】交感神経系に対し抑制的に作用する他の薬剤(レセルピン等)、血糖降下薬、カルシウム拮抗薬(ベラパミル塩酸塩等)、ヒドララジン塩酸塩、クロニジン塩酸塩、クラスⅠ抗不整脈薬(ジソピラミド、プロカインアミド塩酸塩等)、アミオダロン塩酸塩、シクロスポリン、リファンピシン、シメチジン、選択的セロトニン再取り込み阻害剤(パロキセチン塩酸塩等)、ジギタリス製剤(ジゴキシン等)、利尿降圧剤(フロセミド、トリクロルメチアジド、スピロノラクトン等)、交感神経刺激剤(アドレナリン等)、非ステロイド性消炎鎮痛剤(インドメタシン、ロキソプロフェン、アスピリン等)

代 謝	おもに肝臓	排 泄	未変化体としては尿中にはほとんど排泄されず、代謝されたのちおもに胆汁排泄を介して糞中より排泄される

肝・腎機能別の投与量調整の必要性	【肝機能障害時】添付文書上の記載なし
	【腎機能障害時】添付文書上の記載なし

妊婦・授乳婦への投与	【妊婦】妊婦または妊娠している可能性のある婦人には投与しないこと
	【授乳婦】授乳中の婦人には本剤投与中は授乳を避けさせること

海外での発売状況	米国および欧州各国を含む70カ国以上

自動車運転等の注意	めまい・ふらつきがあらわれることがあるので、本剤投与中の患者(とくに投与初期や増量時)には、自動車の運転等危険を伴う機械の作業をしないように注意させること

後発医薬品の有無	あり	OTCの有無	なし

(2023年3月時点)

成分名	代表的な製品名	気管支喘息への禁忌記載	受容体選択性
アテノロール	テノーミン	なし	β_1選択性
ビソプロロールフマル酸塩	メインテート	なし	β_1選択性
カルテオロール塩酸塩	ミケラン	あり	非選択性β
プロプラノロール塩酸塩	インデラル	あり	非選択性β
アロチノロール塩酸塩	アロチノロール	あり	$\alpha : \beta = 1 : 8$

処方例

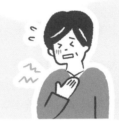

Case　50歳　男性

●診断名：高血圧症
●特記事項：心筋梗塞治療後、初外来処方

処方箋

Rp1. カルベジロール錠 20mg 1錠　　　　1日1回 朝食後 30日分
Rp2. アスピリン腸溶錠 100mg 1錠　　　　1日1回 朝食後 30日分
Rp3. クロピドグレル 75mg 1錠　　　　　　1日1回 朝食後 30日分

処方解説

　「高血圧治療ガイドライン JSH2019」[1]において、カルベジロールは LVEF の低下した心不全、頻脈、狭心症、心筋梗塞後に積極適応として推奨されている。Case は心筋梗塞後の血圧管理に対してカルベジロールが処方されているため、今回の処方導入は妥当であろう。米国心臓病会（ACC）／米国心臓協会（AHA）や欧州心臓病学会（ESC）[2,3]などでは、心筋梗塞後3年間は冠動脈疾患2次予防のためβ遮断薬（ビソプロロール、カルベジロール、メトプロロール、ナドロール、プロプラノロール、またはチモロール）で治療することを推奨している。過降圧などがない限りは、3年間の服薬継続が必要だろう。

　上記の積極的適応がない場合は、ガイドライン上第一選択薬としては推奨されていないため、新規薬剤追加の際には患者背景をきちんと確認することが重要である。また、カルベジロールは疾患禁忌の記載が多い。喘息や非代償性の心不全、未治療の褐色細胞腫などは禁忌該当にするため注意が必要である。

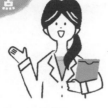

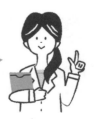

> β₂受容体遮断作用があるため、気管支喘息・気管支痙攣がある場合は使用できません。

●降圧効果以外の作用

「高血圧治療ガイドライン JSH2019」[1]によれば、カルベジロールは 50mg / 日では降圧効果がみられたが、12.5mg / 日、25mg / 日ではプラセボ群と比較して差がなかったとの報告がある。前述のとおり、カルベジロールの積極適応は LVEF の低下した心不全、頻脈、狭心症、心筋梗塞後であり、心不全による反射性交感神経応答の抑制や心筋 β₁ 受容体遮断作用による陰性変力・変時作用などの効果を期待して導入されることが多いだろう。

●肝・腎機能障害時の投与量

肝機能低下時の投与量は、軽度〜中等度の肝機能低下では減量の必要はない。重篤な肝機能障害がある場合は禁忌ではないが、減量を考慮するなど慎重投与となっている。肝硬変患者では健康成人と比較して Cmax が 4.4 倍に上昇したとの報告がある。腎機能障害時は減量の必要はない[4]。

●カルベジロールとビソプロロールの違い

心筋梗塞、発症 3 年以内では β 遮断薬としてカルベジロール、ビソプロロールが本邦の高血圧ガイドラインでは推奨されている。両薬剤の違いとしてはビソプロロールは β₁ 受容体選択的薬剤、カルベジロールは β₁/ β₂ + α 受容体を遮断する。β₁ 選択性が高いビソプロロールは心機能の抑制が強いため軽度〜中等度の心不全、ほどよい心機能抑制効果のあるカルベジロールは重度の心不全に選択される。

> 併用薬に α 遮断作用の薬剤がある場合は、起立性低血圧の副作用のリスクが増える可能性があることを説明しましょう。

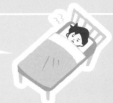

コラム

β受容体遮断作用を有する薬剤は悪夢を見ることがある？

αβ遮断剤

カルベジロール

　レム睡眠はセロトニン神経系、ノルアドレナリン神経系を抑制し活動を停止することで、アセチルコリン神経系とグルタミン酸作動性神経系を活動させることにより発現する[5]。中枢に移行しやすいβ遮断では、中枢神経系のβ受容体遮断作用やセロトニン受容体遮断作用などのノルアドレナリン神経系抑制によるレム睡眠の誘発の可能性がある。

　カルベジロールは$C_{24}H_{26}N_2O_4$から構成される脂溶性薬剤であり、血液脳関門を通過するため悪夢を見るおそれがある。しかしながら、脂溶性のβ遮断薬での悪夢が一般的であるが、水溶性のβ遮断薬での悪夢の報告もある[6]。また、β遮断薬を医師の指示どおりに服用せず、自己調整して悪夢が出現した事例もある。β遮断作用をもつ薬剤を服用している患者への服薬状況や悪夢の副作用確認も、服薬指導に取り入れるといいだろう。

<参考文献>

● Drug Information

添付文書 アーチスト錠 1.25mg・2.5mg・10mg・20mg 2021 年 9 月改訂（第 19 版）

医薬品インタビューフォーム アーチスト錠 1.25mg・2.5mg・10mg・20mg 2021 年 9 月改訂（第 19 版）

1：日本高血圧学会 . 高血圧治療ガイドライン 2019（JSH2019）, ライフサイエンス出版 ,2019

2：O'Gara PT, Kushner FG, Ascheim DD, et al. American College of Emergency Physicians, Society for Cardiovascular Angiography and Interventions. 2013 ACCF/AHA guideline for the management of ST-elevation myocardial infarction: a report of the American College of Cardiology Foundation/American Heart Association Task Force on Practice Guidelines. J Am Coll Cardiol 2013; 61: e78–140. PMID: 23256914

3：Ibanez B, James S, Agewall S, et al. 2017 ESC Guidelines for the management of acute myocardial infarction in patients presenting with ST-segment elevation: The Task Force for the management of acute myocardial infarction in patients presenting with ST-segment elevation of the European Society of Cardiology（ESC）. Eur Heart J 2018; 39: 119–177. PMID: 28886621

4：添付文書 アーチスト錠

5：John Peever , Patrick M Fuller. The Biology of REM Sleep. Curr Biol. 2017 Nov 20;27(22):R1237-R1248. doi: 10.1016/j.cub.2017.10.026.（ PMID: 2916156）

6：D F Thompson 1, D R Pierce,Drug-induced nightmares. 1999 Jan;33(1):93-8.（PMID: 9972389）

フロセミド

Point
- フロセミド錠は1日1回服用のループ利尿薬である
- ヘンレループ上行脚で $Na^+/K^+/2Cl^-$ 共輸送体を阻害し、Na^+ の再吸収を抑制することで利尿効果を発揮する
- 利尿作用がもっとも強い利尿薬であり、おもに心不全をはじめ浮腫に対して使用される

Drug Information

| 代表的な製品名 | ラシックス | 剤 形 | 【錠】10mg、20mg、40mg 【細粒】4% |

禁忌
1 無尿の患者
2 肝性昏睡の患者
3 体液中のナトリウム、カリウムが明らかに減少している患者
4 スルフォンアミド誘導体に対し過敏症の既往歴のある患者
5 デスモプレシン酢酸塩水和物(男性における夜間多尿による夜間頻尿)を投与中の患者

効能・効果
①高血圧症(本態性、腎性等) ②悪性高血圧 ③心性浮腫(うっ血性心不全) ④腎性浮腫 ⑤肝性浮腫 ⑥月経前緊張症 ⑦末梢血管障害による浮腫 ⑧尿路結石排出促進

用法・用量
【成人】フロセミドとして1日1回40〜80mgを連日または隔日経口投与。なお、年齢、症状により適宜増減する。腎機能不全等の場合にはさらに大量に用いることもある。ただし、悪性高血圧に用いる場合には、通常、他の降圧剤と併用すること

重大な副作用
ショック、アナフィラキシー、再生不良性貧血、汎血球減少症、無顆粒球症、血小板減少、赤芽球癆、水疱性類天疱瘡、難聴、中毒性表皮壊死融解症(Toxic Epidermal Necrolysis：TEN)、皮膚粘膜眼症候群(Stevens-Johnson症候群)、多形紅斑、急性汎発性発疹性膿疱症、心室性不整脈(Torsades de pointes)、間質性腎炎、間質性肺炎

相互作用
【併用禁忌】デスモプレシン酢酸塩水和物
【併用注意】昇圧アミン、ツボクラリンおよびその類似作用物質、他の降圧剤、ACE阻害剤、A-II受容体拮抗剤、アミノグリコシド系抗生物質、シスプラチン、セファロチンナトリウム、ジギタリス剤、糖質副腎皮質ホルモン剤、ACTH、グリチルリチン製剤、甘草含有製剤、糖尿病用剤、SGLT2阻害剤、リチウム、サリチル酸誘導体、非ステロイド性消炎鎮痛剤、尿酸排泄促進剤、カルバマゼピン、その他の強心剤、シクロスポリン、V_2-受容体拮抗剤、アリスキレン

代　謝	【代謝部位】代謝については未解明な部分が多いが、代謝部位はおもに肝または腎臓と考えられる 【代謝経路】フロセミドは化学的に安定な物質であり、おもに未変化体として排泄されるが、一部代謝され、そのおもなものは、グルクロン酸抱合体である（外国人データ）
排　泄	^{35}Sで標識されたフロセミドを健康成人6例に経口投与して行ったbalance studyの結果、経口投与では約55％が尿中、約46％が糞便中に回収された。また、5日以内に尿中・糞便中より投与量の100％が回収された（外国人データ）
肝・腎機能別の投与量調整の必要性	【肝機能障害時】添付文書上の記載なし 【腎機能障害時】添付文書上の記載なし
妊婦・授乳婦への投与	【妊婦】妊娠初期または妊娠している可能性のある女性には治療上の有益性が危険性を上回ると判断される場合にのみ投与すること 【授乳婦】授乳しないことが望ましい。ヒト母乳中に移行する
海外での発売状況	米国および欧州各国を含む約110カ国
自動車運転等の注意	降圧作用に基づくめまい、ふらつきがあらわれることがあるので、高所作業、自動車の運転等危険を伴う機械を操作する際には注意させること

後発医薬品の有無	あり	OTCの有無	なし

（2023年3月時点）

参考／おもな同種同効薬（ループ利尿薬）

成分名	代表的な製品名	用 法	作用持続時間	バイオアベイラビリティ
アゾセミド	ダイアート	1日1回　経口投与	9〜12時間	10%
トラセミド	ルプラック	1日1回　経口投与	6〜8時間	79〜91%

処方例

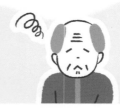

Case 70歳 男性

- ●診断名：心不全
- ●特記事項：高血圧

処方箋

Rp1. フロセミド錠 40mg	1回1錠1日1回　朝食後	14日分
Rp2. エナラプリルマレイン酸塩錠 2.5mg	1回1錠1日1回　朝食後	14日分
Rp3. カルベジロール錠 1.25mg	1回1錠1日2回　朝・夕食後	14日分

処方解説

「急性・慢性心不全診療ガイドライン（2017年改訂版）」[1]において、利尿薬は心不全患者のうっ血に基づく労作時呼吸困難、浮腫などの症状を軽減するためにもっとも有効な薬剤と記載されている。前述のとおり、利尿薬のなかでももっとも利尿作用が高いループ利尿薬が心不全では頻用され、「2021 ESC Guidelines for the diagnosis and treatment of acute and chronic heart failure」[2]では、左室駆出率の低下した心不全において数ある利尿薬のなかでもループ利尿薬の使用を推奨している。

Caseは心不全に対し、フロセミドが処方されている。添付文書上、1日1回40〜80mgでの使用が推奨されているが、投与開始に伴う低血圧などを考慮してより低用量から開始することも少なくない。

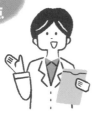

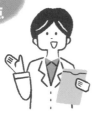

> 2023年3月時点で3剤のループ利尿薬が発売され
> ています。用法はすべて1日1回ですが、効果持続時
> 間、バイオアベイラビリティなどが異なります。

●効果持続時間、バイオアベイラビリティ

フロセミドの利尿効果は約6時間持続するとされるのに対し、アゾセミドは9～12時間、トラセミドは6～8時間とされる。フロセミドのバイオアベイラビリティは約51%とされるのに対し、アゾセミドは10%、トラセミドは79～91%とされる。

●その他の特徴

フロセミドは内服薬以外に注射剤もあるため、心不全の急性増悪時や腸管浮腫で内服薬の吸収が低下していると考えられる場合には使用される。アゾセミドは従来のループ利尿剤に比べ利尿作用が緩徐かつ持続的で、自然に近い利尿が得られる。トラセミドは抗アルドステロン作用を有しており、他のループ利尿薬と比較して尿中へのカリウム排泄量が軽減されている。

●換算比

臨床ではフロセミドが頻用されるが、経口フロセミドのバイオアベイラビリティにはばらつきがあり、個人差が大きいといわれている。そのため、フロセミド錠40mgに対して、利尿作用が同等とされるアゾセミド錠60mg、トラセミド錠8mgの投与量に換算して薬剤変更がされる場合がある[3,4]。

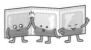

コラム

心不全患者の
再入院の原因

　心不全患者の40%が再入院することが報告[5]されており、再入院の原因の約12%
は服薬コンプライアンス不良が含まれている。心不全の治療薬は長期的に内服する
薬剤が多い一方、患者は心不全兆候が改善すると自己判断で内服を中止してしまう
ことがある。

　特に、利尿薬に関しては、排尿回数の増加などで患者を悩ませることがある。服
薬指導を通じて患者の服薬コンプライアンスを向上し、再入院を回避することも心
不全患者に対する薬剤師の責務であろう。

＜参考文献＞

● Drug Information

添付文書 ラシックス錠 10mg・20mg・40mg 2022年6月改訂（第2版）

医薬品インタビューフォーム ラシックス錠 10mg・20mg・40mg 2021年12月改訂（第12版）

1：日本循環器学会／日本心不全学会合同ガイドライン. 急性・慢性心不全診療ガイドライン（2017年改訂版）
https://www.j-circ.or.jp/cms/wp-content/uploads/2017/06/JCS2017_tsutsui_h.pdf（アクセス：2023年3
月12日）

2：Theresa A McDonagh, Marco Metra, Marianna Adamo, Roy S Gardner, Andreas Baumbach, et al: 2021
ESC Guidelines for the diagnosis and treatment of acute and chronic heart failure, Eur Heart J. 2021 Sep
21;42(36):3599-3726. (PMID: 34447992)

3：医薬品インタビューフォーム ダイアート錠 30mg・60mg 2022年12月改訂（第12版）

4：阿部 裕, 安田 壽一, 北畠 顕, 他：ループ利尿薬 GJ-1090(Torasemide) の各種浮腫性疾患に対する臨床評価
Furosemide を対照薬とした二重盲検比較試験. 臨床医薬.1997; 13(10): 2701-2739.

5：M.Tsuchihashi, H.Tsutsui, K.Kodama, F.Kasagi, A.Takeshita: Clinical characteristics and prognosis
of hospitalized patients with congestive heart failure--a study in Fukuoka, Japan, Jpn Circ J. 2000 Dec;
64(12):953-9. (PMID: 11194290)

利尿剤

スピロノラクトン

Point

- スピロノラクトンは1日1回服用の第1世代のミネラルコルチコイド受容体拮抗薬（以下、MR拮抗薬）であり、MR拮抗薬のなかではもっとも古くから使用されている薬剤である
- ステロイド骨格を有し、テストステロンやプロゲステロンといった性ホルモン受容体に結合することで、女性化乳房や月経不順などの副作用が出現しやすい
- 心不全や肝硬変による腹水貯留、原発性アルドステロン症に対して使用される

Drug Information

代表的な製品名	アルダクトンA	剤 形	【錠】25mg、50mg 【細粒】10%

禁 忌

1. 無尿または急性腎不全の患者
2. 高カリウム血症の患者
3. アジソン病の患者
4. タクロリムス、エプレレノン、エサキセレノンまたはミトタンを投与中の患者
5. 本剤に対し過敏症の既往歴のある患者

効能・効果

①高血圧症（本態性、腎性等）
②心性浮腫（うっ血性心不全）、腎性浮腫、肝性浮腫、特発性浮腫、悪性腫瘍に伴う浮腫および腹水、栄養失調性浮腫
③原発性アルドステロン症の診断および症状の改善

用法・用量

【成人】1日50～100mgを分割経口投与。なお、年齢、症状により適宜増減する。ただし、「原発性アルドステロン症の診断および症状の改善」のほかは他剤と併用することが多い

重大な副作用

電解質異常（高カリウム血症、低ナトリウム血症、代謝性アシドーシス等）、急性腎不全、中毒性表皮壊死融解症（Toxic Epidermal Necrolysis：TEN）、皮膚粘膜眼症候群（Stevens-Johnson症候群）

相互作用

【併用禁忌】タクロリムス（プログラフ）、エプレレノン（セララ）、エサキセレノン（ミネブロ）、ミトタン（オペプリム）
【併用注意】降圧剤、カリウム製剤、ACE阻害剤、アンジオテンシンⅡ受容体拮抗剤、アリスキレン、カリウム保持性利尿剤、フィネレノン、シクロスポリン、ドロスピレノン、ノルエピネフリン、乳酸ナトリウム、塩化アンモニウム、コレスチラミン、ジゴキシン、メチルジゴキシン、ジギトキシン、リチウム製剤、非ステロイド性消炎鎮痛剤

代 謝	おもに肝臓	排 泄	尿中、胆汁中

肝・腎機能別の投与量調整の必要性

【肝機能障害時】添付文書上の記載なし
【腎機能障害時】添付文書上の記載なし

妊婦・授乳婦への投与	【妊婦】妊婦または妊娠している可能性のある女性には、治療上の有益性が危険性を上回ると判断される場合にのみ投与すること 【授乳婦】治療上の有益性および母乳栄養の有益性を考慮し、授乳の継続または中止を検討すること。カンレノ酸（スピロノラクトンの主要な活性代謝物）はヒト乳汁中へ移行することが認められている
海外での発売状況	米国、英国、フランス、カナダ、オーストラリア等82カ国
自動車運転等の注意	降圧作用に基づくめまい等があらわれることがあるので、高所作業、自動車の運転等危険を伴う機械を操作する際には注意させること
後発医薬品の有無	あり
OTCの有無	なし

(2023年3月時点)

参考／おもな同種同効薬（MR拮抗薬）

成分名	代表的な製品名	用法	効能又は効果
エプレレノン	セララ	1日1回 経口投与	・高血圧症 ・下記の状態で、アンジオテンシン変換酵素阻害薬またはアンジオテンシンII受容体拮抗薬、β遮断薬、利尿薬等の基礎治療を受けている患者 ・慢性心不全
エサキセレノン	ミネブロ	1日1回 経口投与	高血圧症
フィネレノン	ケレンディア	1日1回 経口投与	2型糖尿病を合併する慢性腎臓病 ただし、末期腎不全または透析施行中の患者を除く

処方例

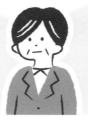

Case　65歳　男性

- ●診断名：肝硬変
- ●特記事項：なし

処方箋

Rp1. スピロノラクトン錠 25mg	1回2錠	1日1回 朝食後 30日分
Rp2. フロセミド錠 20mg	1回1錠	1日1回 朝食後 30日分
Rp3. モニラック・シロップ 65%	1回 10mL	1日3回 毎食後 30日分

 処方解説

　「肝硬変診療ガイドライン 2020（改訂第3版）」[1]では、肝硬変の腹水に対し、単剤治療を開始する際には第一選択薬としてスピロノラクトンの投与が推奨されている。また、スピロノラクトン単剤で治療効果が不十分な場合には、高用量投与に伴う副作用を防ぐためにスピロノラクトン・ループ利尿薬併用療法が同ガイドラインでは推奨されている。

　Case は肝硬変に対し、スピロノラクトン、フロセミドが処方されている。スピロノラクトン、フロセミドで効果不十分の場合にはトルバプタンを追加して腹水の治療を行う場合もある。

●肝硬変に伴う腹水の治療薬について

　非代償性肝硬変では黄疸、腹水、浮腫、肝性脳症などの症状が出現する。腹水に関しては、利尿薬により体に溜まった余分な水分を尿として出すことで薬物治療を行う。なお、レニン - アンギオテンシン - アルドステロン系の活性化が一因と考えられているため、数ある利尿薬のなかで、抗アルドステロン薬であるスピロノラクトンが第一選択薬として推奨されている。

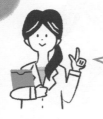

2023年3月時点で第1世代から第3世代まで、4剤の抗MR薬が発売されています。いずれもMRを阻害するという作用機序は同じですが、薬剤によって適応が大きく異なります。

●効果・効能の違い

もっとも古いMR拮抗薬である第1世代のスピロノラクトンはMR選択性が低く、ステロイド骨格となっている。適応となる疾患の種類が多く、肝性浮腫、原発性アルドステロン症に対する適応はスピロノラクトンのみが有する。第2世代のエプレレノンはステロイドにエポキシ基を導入してMR選択性を高め、プロゲステロン、アンドロゲン受容体に対する親和性を低下させる。第3世代のエサキセレノン、フィネレノンは非ステロイド骨格であるため、第2世代以前の抗MR薬と比較してさらにMR選択性が高くなっているほか、2型糖尿病を合併する慢性腎臓病に対する適応はフィネレノンのみが有している。

●女性化乳房などの副作用

MR選択性の低いスピロノラクトンでは、プロゲステロン受容体、アンドロゲン受容体にも結合能を有するため、女性化乳房や月経異常、性欲減退といった副作用が報告されている。また、MR選択性の高いエプレレノンに関してもスピロノラクトンと比較して頻度は低いが、添付文書上、女性化乳房、月経異常の記載がある。一方、第3世代のエサキセレノン、フィネレノンは非ステロイド骨格であり、添付文書上これらの副作用の記載はない。

スピロノラクトンの女性型乳房の発現機序の一つとして、テストステロン合成系の酵素の阻害による血中テストステロン濃度の減少があげられます。女性型乳房がみられた場合は、医師または薬剤師に相談しましょう。

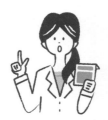

コラム

効果と副作用は
裏表

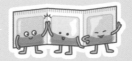

　ジフェンヒドラミンがヒスタミン拮抗薬として抗アレルギー薬として使用される一方、その副作用である眠気を利用して睡眠薬として使用されているのは周知の事実となっている。

　同様に、スピロノラクトンに関しても副作用である抗アンドロゲン作用を利用して、女性の男性ホルモン性脱毛症（AGA）の治療で使用されることがある[2]。国内では適応性は承認されていないが、本来副作用とされていた作用が治療効果を期待して使用されるよい例だ。

＜参考文献＞

● Drug Information

添付文書 アルダクトンA細粒10％, アルダクトンA錠25mg, アルダクトンA錠50mg　2022年10月改訂（第2版）

医薬品インタビューフォーム　アルダクトンA細粒10％, アルダクトンA錠25mg, アルダクトンA錠50mg　2022年10月改訂（第12版）

1：日本消化器病学会／日本肝臓学会 . 肝硬変診療ガイドライン2020（改訂第3版）, 南江堂, 2020

2：JaBreia F James, Taylor A Jamerson, Crystal Aguh: Efficacy and safety profile of oral spironolactone use for androgenic alopecia: A systematic review, J Am Acad Dermatol. 2022 Feb;86（2）:425-429.（PMID: 34352345）

ニトログリセリン

Point

- ●ニトログリセリンは血管拡張剤であり、舌下投与によりおもに狭心症、心筋梗塞の一時的緩解に使用される
- ●舌下錠は舌下で溶解させ、口腔粘膜より吸収されて速やかに効果を発現するもので、内服では効果がない
- ●貼付剤はおもに狭心症の発作予防目的で使用される

Drug Information

代表的な製品名	ニトロペン	剤 形	【舌下錠】0.3mg 【貼付剤】5mg、25mg、27mg 【スプレー】0.3mg

禁 忌

1 重篤な低血圧または心原性ショックの患者
2 閉塞隅角緑内障の患者
3 頭部外傷または脳出血の患者
4 高度な貧血の患者
5 硝酸・亜硝酸エステル系薬剤

に対し過敏症の既往歴のある患者
6 ホスホジエステラーゼ5阻害作用を有する薬剤(シルデナフィルクエン酸塩、バルデナフィル塩酸塩水和物、タダラフィル)またはグアニル酸シクラーゼ刺激作用を有する薬剤(リオシグアト)を投与中の患者

効能・効果 ❶狭心症 ❷心筋梗塞 ❸心臓喘息 ❹アカラジアの一時的緩解

用法・用量 【成人】0.3 ～ 0.6mg（本剤1～2錠）を舌下投与。狭心症に対し投与後、数分間で効果のあらわれない場合には、さらに0.3 ～ 0.6mg（本剤1～2錠）を追加投与。なお、年齢、症状により適宜増減する

相互作用

【併用禁忌】
〈ホスホジエステラーゼ5阻害作用を有する薬剤〉シルデナフィルクエン酸塩(バイアグラ、レバチオ)、バルデナフィル塩酸塩水和物(レビトラ)、タダラフィル(シアリス、アドシルカ、ザルティア)
〈グアニル酸シクラーゼ刺激作用を有する薬剤〉リオシグアト(アデムパス)
【併用注意】
〈降圧作用および血管拡張作用を有する薬物〉Ca拮抗剤、ACE阻害剤、β遮断剤、利尿剤、三環系抗うつ剤、メジャートランキライザー等
〈非ステロイド性抗炎症剤〉アスピリン等
アルコール摂取

代 謝	おもに肝臓	排 泄	該当資料なし

肝・腎機能別の投与量調整の必要性	【肝機能障害時】添付文書上の記載なし 【腎機能障害時】添付文書上の記載なし
妊婦・授乳婦への投与	【妊婦】治療上の有益性が危険性を上回ると判断される場合にのみ投与すること 【授乳婦】授乳婦に投与する場合には授乳を中止させること
海外での発売状況	なし
自動車運転等の注意	本剤の投与開始時には、他の硝酸・亜硝酸エステル系薬剤と同様に血管拡張作用による頭痛などの副作用が起こりやすく、これらの副作用のために注意力、集中力、反射運動などの低下が起こることがあるので、このような場合には、自動車の運転等の危険を伴う機械の操作には従事させないように注意すること
後発医薬品の有無	あり
OTCの有無	なし

(2023年3月時点)

参考／おもな同種同効薬(ニトログリセリン製剤)

代表的な製品名	用法・用量	高血圧症以外の適応
ニトロダームTTS	1日1回　貼付	狭心症
ミニトロテープ	1日1回　貼付	狭心症
ミリステープ	1日2回　12時間毎に貼付	狭心症、急性心不全(慢性心不全の急性増悪期を含む)
ミオコールスプレー	舌下に1回1噴霧	狭心症発作の寛解

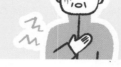

Case 70歳 男性

●診断名：心筋梗塞、冠攣縮性狭心症
●特記事項：なし

処方箋

Rp1. アスピリン腸溶錠 100mg　　　　　1日1回 朝食後 30日分
Rp2. 硝酸イソソルビドテープ 40mg　　　1日1枚 1日1回 貼付 30日分
Rp3. ニトロペン舌下錠 0.3mg　　　　　1回1錠 胸痛発作時 5回分

処方
解説

　「急性冠症候群診療ガイドライン 2018年改訂版」[1]では、冠攣縮性狭心症を合併、または冠攣縮が原因で発症したことが明らかな患者に対して、虚血発作予防を目的として長時間作用型硝酸薬を投与することが推奨されている。

　また、同ガイドラインにおいて、ニトログリセリンを保有している患者では、症状が治まるまでニトログリセリンを3〜5分おきに合計3回まで使用するが、ニトログリセリン1錠舌下後または1回噴霧後も症状が強く軽減しない場合は、ただちに救急車を要請する、と記載されている。

　Caseは冠攣縮性狭心症を合併した心筋梗塞後の患者であり、発作予防として硝酸イソソルビドテープ、虚血性の胸部症状出現時に使用する薬剤としてニトロペン舌下錠が処方されている。

　ニトロペン舌下錠をはじめ、狭心症発作の寛解目的で使用される薬剤は使用時の注意点が多く存在するため、いざというときに適切に指導できるよう患者指導が重要である。

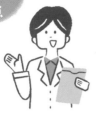

特徴
注意点

> とくに頭痛については説明が必要です。さらに、
> 貼付剤に関しては接触性皮膚炎にも注意が必要です。

●硝酸薬の副作用としての頭痛

硝酸薬の投与初期には頭痛が出現する場合があるが、投与を続けることで頭痛発現が減少するといわれている。このため、これらの薬剤の服薬指導を行う際には、頭痛が出現する場合があると説明することが重要となる。なお、頭痛発作時には頓服としてNSAIDsの投与で症状をコントロールすることもある。

●硝酸薬貼付剤の適用上の注意点

硝酸薬貼付剤はほかの貼付剤と異なり、添付文書に「自動体外式除細動器（AED）の妨げとならないように貼付部位を考慮するなど、患者、その家族等に指導することが望ましい」と記載されている。これは、硝酸薬貼付剤を胸部に貼付したままAEDを使用した場合、効果減弱やスパークが見られることを受けて日本循環器学会から提言が提出され、それを受けて添付文書が改訂されたのである。貼付部位の指導時には注意が必要となる。

●ニトロペン舌下錠使用時の注意点

ニトロペン舌下錠使用時の注意点用に際しての注意としては、①内服せずに舌の下に置いて使用する ②血圧低下に伴う転倒の危険性があるため立位では使用しない ③使用後3〜5分程度経過しても症状が改善しない場合は救急車を要請する ④症状が治まらない場合は3〜5分間隔で合計3回まで使用可能。

> ニトロペン舌下錠に関しては、使用時の注意点が多く存在するため、発作時に患者が適切に薬剤を使用できるような指導が必要です。また、使用方法だけでなく、使用後症状が寛解しなかった場合の対応まで説明することが服薬指導時には求められます。

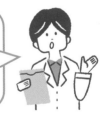

コラム

貼付剤の貼付場所ってどれも同じ？

　全身作用を目的とした貼付剤に関しては、製剤によって貼付部位が定められている。硝酸イソソルビドのテープ剤の貼付部位は添付文書上、胸部、上腹部または背部のいずれかが指定されている。

　一方、ブプレノルフィンのテープ剤であるノルスパンテープに関しては、前胸部、上背部、上腕外部または側胸部のいずれかであり、膝や腰部に貼付した場合、十分な血中濃度が得られないおそれがある。

　また、エストラジオールのテープ剤であるエストラーナテープは下腹部、臀部のいずれかであり、胸部には貼付しないこととされている。エストラジオールが乳房局所の細胞に高濃度で到達した場合、細胞増殖を刺激するおそれがあり、胸部への貼付を避ける必要がある。

　このように、全身作用を目的とした貼付剤に関して、貼付部位は一律に同じではないため、服薬指導時には注意しなければいけない。

＜参考文献＞
● Drug Information
添付文書 ニトロペン舌下錠 0.3mg 2014 年 8 月改訂 15
医薬品インタビューフォーム ニトロペン舌下錠 0.3mg 2014 年 8 月（改訂第 8 版）
1：日本循環器学会 . 急性冠症候群ガイドライン（2018 年改訂版）https://www.j-circ.or.jp/cms/wp-content/uploads/2018/11/JCS2018_kimura.pdf （アクセス：2023 年 3 月 12 日）

抗凝固剤

ワルファリンカリウム

Point

- ●ワルファリンカリウム（以下：ワルファリン）は PTINR（プロトロンビン時間国際標準比）の値によって投与量の調整が必要である
- ●心臓における機械弁置換後の血栓予防や僧帽弁狭窄症に伴う心房細動に対してはワルファリンが唯一の選択肢となる
- ●薬物間相互作用が多く、併用薬や食品にも注意が必要である
- ●拮抗薬としてメナテトレノン（製品名：ケイツー）や人プロトロンビン複合体（製品名：ケイセントラ）が使用される

Drug Information

| 代表的な製品名 | ワーファリン | 剤　形 | 【錠】0.5mg、1mg、5mg 【顆粒】0.2% |

警　告　本剤とカペシタビンとの併用により、本剤の作用が増強し、出血が発現し死亡に至ったとの報告がある。併用する場合には血液凝固能検査を定期的に行い、必要に応じ適切な処置を行うこと

禁　忌
1 出血している患者(血小板減少性紫斑病、血管障害による出血傾向、血友病その他の血液凝固障害、月経期間中、手術時、消化管潰瘍、尿路出血、喀血、流早産・分娩直後等性器出血を伴う妊産褥婦、頭蓋内出血の疑いのある患者等)
2 出血する可能性のある患者(内臓腫瘍、消化管の憩室炎、大腸炎、亜急性細菌性心内膜炎、重症高血圧症、重症糖尿病の患者等)
3 重篤な腎障害のある患者
4 重篤な肝障害のある患者
5 中枢神経系の手術または外傷後日の浅い患者
6 本剤の成分に対し過敏症の既往歴のある患者
7 妊婦または妊娠している可能性のある女性
8 骨粗鬆症治療用ビタミンK$_2$(メナテトレノン)製剤を投与中の患者
9 イグラチモドを投与中の患者
10 ミコナゾールを投与中の患者

効能・効果　血栓塞栓症(静脈血栓症、心筋梗塞症、肺塞栓症、脳塞栓症、緩徐に進行する脳血栓症等)の治療および予防

用法・用量	本剤は、血液凝固能検査（プロトロンビン時間およびトロンボテスト）の検査値に基づいて投与量を決定し、血液凝固能管理を十分に行いつつ使用する薬剤である。初回投与量を1日1回経口投与した後、数日間かけて血液凝固能検査で目標治療域に入るように用量調節し、維持投与量を決定する。ワルファリンに対する感受性には個体差が大きく、同一個人でも変化することがあるため、定期的に血液凝固能検査を行い、維持投与量を必要に応じて調節すること。抗凝固効果の発現を急ぐ場合には、初回投与時ヘパリン等の併用を考慮する 【成人】初回投与量1〜5mgを1日1回 【小児】維持投与量(mg／kg／日)の目安 12カ月未満：0.16mg／kg／日 1歳以上15歳未満：0.04〜0.10mg／kg／日

重大な副作用	出血、皮膚壊死、カルシフィラキシス、肝機能障害、黄疸

相互作用	【併用禁忌】骨粗鬆症治療用ビタミンK₂製剤　メナテトレノン、イグラチモド、ミコナゾール 【併用注意】一部抜粋して記載。詳細は最新の添付文書を参照のこと。フェノバルビタール、バルプロ酸ナトリウム、アセトアミノフェン、セレコキシブ、トラマドール、アスピリン、ロキソプロフェン、トラゾドン、パロキセチン、デュロキセチン、ロスバスタチン、フェノフィブラート、オメプラゾール、アプレピタント、プレドニゾロン、レボチロキシン、ヘパリン、クロピドグレル、シロスタゾール、プラスグレル、アロプリノール、テガフール・ギメラシル・オテラシルカリウム、セフェム系抗菌薬、アミオダロン、アルコール、セイヨウオトギリソウを含有するサプリメント、ビタミンK含有食品(納豆、クロレラ、青汁)

代謝	肝臓のチトクロームP-450系によって代謝 S体：CYP2C9 R体：CYP1A2、CYP3A4	排泄	糞中および尿中

肝・腎機能別の投与量調整の必要性	【肝機能障害時】添付文書上の記載なし 【腎機能障害時】添付文書上の記載なし

妊婦・授乳婦への投与	【妊婦】投与しないこと。本剤は胎盤を通過し、点状軟骨異栄養症等の軟骨形成不全、神経系の異常、胎児の出血傾向に伴う死亡の報告がある。また、分娩時に母体の異常出血があらわれることがある 【授乳婦】授乳を避けさせること。ヒト母乳中に移行し、新生児に予期しない出血があらわれることがある

海外での発売状況	2018年4月現在、外国ではワルファリンナトリウムが米国、英国、オーストラリアなど各国で販売されている	自動車運転等の注意	記載なし

後発医薬品の有無	あり	OTCの有無	なし

（2023年2月時点）

Case　59歳　男性

●診断名：感染性心内膜炎、機械弁による
大動脈弁置換術後
●特記事項：晩酌の習慣がある

処方箋

Rp1. ワルファリン錠 1 mg
　1回 3錠 1日 1回 夕食後 30日分

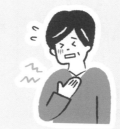

**処方
解説**

　「2020年改訂版弁膜症治療のガイドライン」[1]では、血栓塞栓症予防のために機械弁術後は生涯ワルファリンによる抗凝固療法が推奨されており、大動脈弁置換術後の PTINR 目標値としては 2.0 〜 2.5、心房細動などの塞栓症リスクがある場合には 2.0 〜 3.0 に管理する必要がある。機械弁に対する直接経口抗凝固薬（以下 DOAC）の使用については機械弁術後症例に対するワルファリンと DOAC のランダム化比較試験[2]において、塞栓症、出血イベントとも DOAC で有意に多く、機械弁患者に対する DOAC は推奨できないとされる。

　また、ワルファリンはアルコールとの相互作用があり、作用の減弱や増強の可能性がある。「Warfarin 適正使用情報 改訂版〔本編〕」[3]によれば、通常のアルコール量であれば毎日摂取してもほとんど問題ないが、ワルファリンを服用する際はアルコール摂取から 6 〜 7 時間あけることとされている。本症例の場合、相互作用を考慮し、処方医に朝食後への用法変更について疑義照会する必要がある。

●服薬アドヒアランスとは？

　患者の服薬状況を指す用語として、最近はコンプライアンス (compliance；従順) という言葉に代わり、服薬アドヒアランス (adherence；執着、遵守) という言葉が用いられるようになってきた。 この二つの言葉の大きな違いは、コンプライアンスが医療者側からの指示の通りに服薬することを示すのに対し、アドヒアランスは患者がその薬の必要性を理解して、積極的に治療に参画するということを意味する。

　日本では、自分の飲んでいる薬の効果を知らずに服用している患者にまま遭遇するが、海外ではほとんどないという。薬剤師としてはコンプライアンスでなく、アドヒアランスを意識した服薬指導の実践を心がける必要がある。

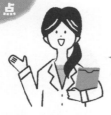

DOACの登場によりワルファリンの処方頻度は激減しましたが、ワルファリンしか使えない場面もあります。また使用目的や年齢によって目標のPTINRが異なるため、最新のガイドラインなどを確認する必要があります。

●効果・効能の違い

大動脈弁置換後の目標PTINRについては前述のとおりである。他のおもな疾患における目標PTINRを以下に示す。

使用目的	目標PTINR
僧帽弁置換術後（機械弁）血栓塞栓症予防[1]	2.0 ～ 3.0
生体弁置換後3カ月未満の血栓塞栓症予防[1]	2.0 ～ 2.5
僧帽弁狭窄症に伴う血栓塞栓症予防[4]	2.0 ～ 3.0
非弁膜症性心房細動における虚血性脳卒中および全身性塞栓症の発症抑制	1.6 ～ 2.6 脳梗塞既往を有する、もしくは塞栓高リスクの70歳未満の患者では2.0 ～ 3.0を考慮する[4]

●薬物間相互作用が多い

ワルファリンは多様な作用機序でさまざまな薬剤との相互作用を起こすことが知られている。特に大腸がんや胃がんなどで使用されるテガフール・ギメラシル・オテラシルカリウム（製品名：ティーエスワン）やカペシタビン（製品名：ゼローダ）が開始された際にはPTINRが延長し、出血リスクが高くなるおそれがある。医師にその旨を情報提供し、PTINRの測定、場合によってはDOACへの変更を提案することも必要である。

●妊娠を希望する患者への投与

ワルファリンは催奇形性があるため、妊婦の使用は禁忌となっている。習慣性流産を繰り返す女性の抗リン脂質抗体症候群に対しワルファリンが処方されることがあるが、妊娠5週末までにはヘパリンに変更する必要がある[5]。

PTINRの伸びが悪い場合、ワルファリンの用量不足以外に服薬アドヒアランスの不良が隠れていることもあります。患者さんには服薬遵守の重要性はもちろんのこと、飲み忘れた場合には正直に医師に伝える必要性も指導する必要があります。

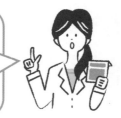

コラム

ワルファリンの誕生秘話

　1920年頃カナダや米国北部で、牛に新しい病気が発生したという噂が広がっていた。食欲旺盛の元気で若い牛が急に出血が止まらなくなってバタバタと死んでいくのである。当時牛の飼料はそれまでの牧草から成育がよく、収量も豊かなスイートクローバーとういう牧草に変えられつつあった。牧場主たちは今までに聞いたこともない新しい伝染病ではないかとおそれていたが、その後研究が進められ、この病気にプロトロンビンが関係していること、ムサラキウマゴヤシ（この中にビタミンKが含まれていた）を食べさせると出血が止まることなどが次第にわかってきた。

　1930年代、ある農夫が牛が全滅しそうだといってウィスコンシン大学の生化学者Linkに助けを求めた。そのとき農夫は、腐ったスイートクローバーを食べて死んだ若い雌牛と、その雌牛の固まらないままの血を入れたミルク缶、それに腐ったスイートクローバーをトラックに積んでいた。これを受けたLinkは、腐ったスイートクローバーの中から出血誘発物質としてジクマロールを単離し、さらに誘導体としてワルファリンを合成することに成功した[6]。何かが起きたとき、その理由について探求する心が科学の始まりなのだ。

<参考文献>

● Drug Information

添付文書 ワーファリン錠0.5mg・1mg・5mg, ワーファリン顆粒0.2% 2019年7月改訂（第1版）

医薬品インタビューフォーム ワーファリン錠0.5mg・1mg・5mg, ワーファリン顆粒0.2% 2020年1月改訂（第24版）

1：日本循環器学会 / 日本胸部外科学会 / 日本血管外科学会 / 日本心臓血管外科学会合同ガイドライン.2020年改訂版弁膜症治療のガイドライン,2020

2：Eikelboom JW, Connolly SJ, Brueckmann M, et al. RE-ALIGN Investigators. Dabigatran versus warfarin in patients with mechanical heart valves. N Engl J Med 2013; 369: 1206-1214. PMID: 23991661

3：エーザイ株式会社：Warfarin適正使用情報 改訂版　2020年2月発行

4：日本循環器学会 / 日本不整脈心電学会合同ガイドライン.2020年改訂版不整脈薬物治療ガイドライン,2020

5：平成27年度日本医療研究開発機構成育疾患克服等総合研究事業　「抗リン脂質抗体症候群合併妊娠の治療及び予後に関する研究」研究班.抗リン脂質抗体症候群合併妊娠の診療ガイドライン,南山堂,2016

6：医薬品インタビューフォーム　ワーファリン錠,ワーファリン顆粒

エドキサバントシル酸塩水和物

- ●エドキサバントシル酸塩水和物（以下：エドキサバン）は1日1回服用の DOAC で、口腔内崩壊錠も発売されている
- ●DOAC の中で唯一、下肢整形外科手術施行患者における静脈血栓塞栓症の発症抑制の適応をもっている
- ●非弁膜症性心房細動患者における虚血性脳卒中および全身性塞栓症の発症抑制に対し、低用量（15mg）の使用が承認されている

- ●DOAC 全般の拮抗薬としてイダルシズマブ（製品名：プリズバインド）が販売されている

Drug Information

代表的な製品名	リクシアナ	剤 形	【錠・OD錠】15mg、30mg、60mg

警告

本剤の投与により出血が発現し、重篤な出血の場合には、死亡に至るおそれがある。本剤の使用にあたっては、出血の危険性を考慮し、本剤投与の適否を慎重に判断すること。本剤による出血リスクを正確に評価できる指標は確立されていないため、本剤投与中は、血液凝固に関する検査値のみならず、出血や貧血等の徴候を十分に観察すること。これらの徴候が認められた場合には、ただちに適切な処置を行うこと。脊椎・硬膜外麻酔あるいは腰椎穿刺等との併用により、穿刺部位に血腫が生じ、神経の圧迫による麻痺があらわれるおそれがある。併用する場合には神経障害の徴候および症状について十分注意し、異常が認められた場合にはただちに適切な処置を行うこと

禁忌

【効能共通】
1️⃣ 本剤の成分に対し過敏症の既往歴のある患者
2️⃣ 出血している患者（頭蓋内出血、後腹膜出血または他の重要器官における出血等）
3️⃣ 急性細菌性心内膜炎の患者
【①非弁膜症性心房細動患者における虚血性脳卒中および全身性塞栓症の発症抑制、②静脈血栓塞栓症（深部静脈血栓症および肺血栓塞栓症）の治療および再発抑制】
4️⃣ 腎不全（CLcr15mL/min未満）のある患者
5️⃣ 凝血異常を伴う肝疾患の患者
【下肢整形外科手術施行患者における静脈血栓塞栓症の発症抑制】
6️⃣ 高度の腎機能障害（CLcr30mL/min未満）のある患者

効能・効果

❶非弁膜症性心房細動患者における虚血性脳卒中および全身性塞栓症の発症抑制
❷静脈血栓塞栓症（深部静脈血栓症および肺血栓塞栓症）の治療および再発抑制
❸下記の下肢整形外科手術施行患者における静脈血栓塞栓症の発症抑制
膝関節全置換術、股関節全置換術、股関節骨折手術

用法・用量	【成人】上記❶の発症抑制 体重60kg以下：1日1回30mg　体重60kg超：1日1回60mg なお、腎機能、併用薬に応じて1日1回30mgに減量する。また、出血リスクが高い高齢の患者では、年齢、患者の状態に応じて1日1回15mgに減量できる 上記❷の治療および再発抑制 体重60kg以下：1日1回30mg　体重60kg超：1日1回60mg なお、腎機能、併用薬に応じて1日1回30mgに減量する 上記❸の発症抑制 1日1回30mg
重大な副作用	出血、肝機能障害、黄疸、間質性肺疾患
相互作用	【併用禁忌】なし 【併用注意】抗凝固薬(ヘパリンナトリウム等)、血栓溶解剤(ウロキナーゼ等)、血小板凝集抑制作用を有する薬剤(アスピリン等)、非ステロイド性消炎鎮痛剤(ジクロフェナクナトリウム等)、選択的セロトニン再取り込み阻害剤、セロトニン・ノルアドレナリン再取り込み阻害剤、P糖蛋白阻害作用を有する薬剤(キニジン硫酸塩水和物、ベラパミル塩酸塩、エリスロマイシン、シクロスポリン、アジスロマイシン、クラリスロマイシン、イトラコナゾール、ジルチアゼム、アミオダロン塩酸塩、HIVプロテアーゼ阻害剤等)
代謝	カルボキシエステラーゼ1による加水分解、抱合およびCYP3A4による代謝を受ける
排泄	糞中および尿中
肝・腎機能別の投与量調整の必要性	【肝機能障害時】添付文書上の記載なし 【腎機能障害時】投与量表あり(添付文書参照)
妊婦・授乳婦への投与	【妊婦】治療上の有益性が危険性を上回ると判断される場合にのみ投与すること。動物実験(ラット)で胎児への移行が報告されている 【授乳婦】治療上の有益性および母乳栄養の有益性を考慮し、授乳の継続または中止を検討すること。動物実験(ラット)で乳汁中に移行することが報告されている
海外での発売状況	米国、英国、フランス、ドイツ、イタリア、スペイン、オランダ、スイス、カナダ等60カ国で販売(承認は69の国または地域で取得) ※OD錠は海外で販売していない
自動車運転等の注意	記載なし
後発医薬品の有無	なし
OTCの有無	なし

(2023年2月時点)

参考／おもな同種同効薬(DOAC)[1-3]

成分名	代表的な製品名	用 法	適応症
アピキサバン	エリキュース	1日2回 経口投与	・非弁膜症性心房細動の虚血性脳卒中、全身性塞栓症の発症抑制 ・静脈血栓塞栓症(深部静脈血栓症および肺血栓塞栓症)の治療および再発抑制
ダビガトランエテキシラートメタンスルホン酸塩	プラザキサ	1日2回 経口投与	・非弁膜症性心房細動の虚血性脳卒中、全身性塞栓症の発症抑制
リバーロキサバン	イグザレルト	1日1回 経口投与	・非弁膜症性心房細動の虚血性脳卒中、全身性塞栓症の発症抑制 ・静脈血栓塞栓症(深部静脈血栓症および肺血栓塞栓症)の治療および再発抑制 ・下肢血行再建術施行後の末梢動脈疾患患者における血栓・塞栓形成の抑制(2.5mg錠のみ)

処方例

Case 81歳 女性

●診断名：非弁膜症性心房細動
●特記事項：消化管出血の既往があり、
ランソプラゾールを常用している

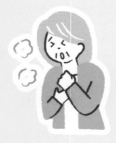

処方箋

Rp1. エドキサバン錠 15mg
1回1錠 1日1回 朝食後 30日分

処方解説

　非弁膜症性心房細動では、血栓塞栓症の危険因子が集積すると心原性脳梗塞の発症率が上昇するため、血栓塞栓症に対するリスク評価を行ったうえで適切な抗凝固療法を選択することが奨励される[4]。「2020年改訂版不整脈薬物治療ガイドライン」[4]では、血栓塞栓症のリスクスコアとして CHADS$_2$ スコア[※1]が用いられている。CHADS$_2$ スコア1点以上の場合には DOAC が推奨、ワルファリンは考慮可とされる。

　エドキサバン 15mg 承認時の臨床試験では、出血性素因[※2]を1つ以上有し、かつエドキサバンの通常用量または他の経口抗凝固剤の承認用量では出血リスクのため投与できない場合に 15mg の投与を考慮するとされる。そのため本症例でのエドキサバン 15mg の選択は妥当と評価できる。

※1　CHADS$_2$スコア

頭文字	危険因子		点数
C	Congestive heart failure	心不全	1
H	Hypertension	高血圧（治療中も含む）	1
A	Age	年齢（75歳以上）	1
D	Diabetes mellitus	糖尿病	1
S$_2$	Stroke/TIA	脳卒中／TIAの既往	2

※2　出血性素因

- 頭蓋内、眼内、消化管等重要器官での出血の既往
- 低体重（45kg以下）
- CLcr15mL/min以上30mL/min未満
- 非ステロイド性消炎鎮痛剤の常用

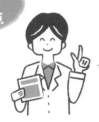

特徴
注意点

エドキサバンの服用を忘れた場合は、1度に2回分を服用せず、ただちに本剤を1回分服用し、次の服用まで12時間以上あけるよう指導しましょう。

●重篤な腎障害患者（CLcr < 15mL/min）は禁忌である

DOACのうちダビガトランはCLcr30mL/min未満、アピキサバン、リバーロキサバン、エドキサバンはCLcr15mL/minで禁忌となる。一方、ワルファリンも添付文書上は重篤な腎障害に禁忌となるが、「2020年改訂版不整脈薬物治療ガイドライン」[4]においては、使用に際して抗凝固薬投与の必要性を十分に検討したうえで投与可能とされている。また透析患者においてはすべてのDOACが禁忌となっているのに対し、ワルファリンは原則禁忌という表現に留まっており、臨床の現場では使用されるケースも見受けられる。

●適応外の低用量使用に注意

これはDOAC全般に対する注意点であるが、適応外での低用量DOACは標準用量の投与と比較して、全死亡および心血管複合アウトカムの高いリスクと関連しており、血栓塞栓イベント、大出血、虚血イベントの複合における効果は統計的に有意ではなかったことが報告されている[5]。

●併用薬により減量する必要がある

頻脈性心房細動では、エドキサバンはベラパミル塩酸塩やジルチアゼムと併用されることも多い。しかし併用によりエドキサバンの血中濃度が上昇するため、ベラパミル塩酸塩と併用する場合には添付文書上1日1回30mgの経口投与、ジルチアゼムと併用する場合には1日1回30mgの経口投与を考慮するとされている。

コラム

エドキサバンの名称由来

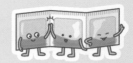

　医薬品の国際一般名は世界保健機関（WHO）によって原則ステムを利用するよう指針が出されている[6]。ステムとは英語で幹といった意味であり、医薬品では同じ系統の薬剤を示す用語として使用される。DOAC のステムは『-xaban（キサバン）』である。エドキサバンは DOAC のなかで唯一日本産の薬剤であり、『江戸』に由来した『エド』とステムの『キサバン』が連結され名づけられた[7]。また製品名のリクシアナは Reliable（信頼できる）と FXa（作用機序）の語感よりリクシアナ（LIXIANA）と命名されたそうである。

　話は少し逸れるが、筆者は以前リクシアナ 15mg の治験である ELDERCARE-AF 試験のコーディネーター（CRC）をしていた。自分が同意説明の補助を行い、治験に同意してくれた患者さんのことは今でもはっきり覚えている。薬剤の開発は多額の費用と長い時間はもちろんのこと、たくさんの患者さんの善意の元に成り立っていることを忘れてはならない。

＜参考文献＞

● Drug Information

添付文書 リクシアナ錠 15mg・30mg・60mg，リクシアナ OD 錠 15mg・30mg・60mg　2022 年 10 月改訂（第 4 版）

医薬品インタビューフォーム リクシアナ錠 15mg・30mg・60mg，リクシアナ OD 錠 15mg・30mg・60mg 2023 年 1 月 改訂（第 14 版）

1：添付文書 エリキュース 2.5mg・5mg 2022 年 7 月改訂（第 4 版，再審査結果）

2：添付文書 プラザキサカプセル 75mg・110mg 2020 年 5 月改訂（第 1 版）

3：添付文書 イグザレルト錠 10mg・15mg 2022 年 6 月改訂（第 4 版）

4：日本循環器学会 / 日本不整脈心電学会合同ガイドライン .2020 年改訂版不整脈薬物治療ガイドライン ,2020

5：Mariana Q Pereira et al. Clinical effects of off-label reduced doses of Direct Oral Anticoagulants: A systematic review and meta-analysis　Int J Cardiol. 2022 Sep 1;362:76-82（PMID35513121）

6：高橋秀依：ステムは医薬品のあいうえお！．ファルマシア Vol. 53 No. 4 2017

7：https://www.daiichisankyo.co.jp/files/investors/library/business_report/index/pdf/kabunushi_019.pdf（アクセス：2023 年 2 月 8 日）

抗血小板薬

クロピドグレル硫酸塩

Point

- クロピドグレル硫酸塩（以下：クロピドグレル）は $P2Y_{12}$ 受容体に拮抗して血小板凝集抑制作用を示す抗血小板薬である
- 虚血性心疾患や脳梗塞（心原性を除く）、閉塞性動脈硬化症などの動脈硬化疾患に用いられる
- クロピドグレルはプロドラッグであり CYP2C19 により代謝されて活性代謝物となる
- 日本人における CYP2C19 の遺伝的欠損は 18％と高いことが知られている[1]

Drug Information

代表的な製品名	プラビックス	剤　形	【錠】25mg、75mg

禁　忌
1 出血している患者(血友病、頭蓋内出血、消化管出血、尿路出血、喀血、硝子体出血等)
2 本剤の成分に対し過敏症の既往歴のある患者

効能・効果
❶虚血性脳血管障害(心原性脳塞栓症を除く)後の再発抑制
❷経皮的冠動脈形成術(PCI)が適用される下記の虚血性心疾患
急性冠症候群(不安定狭心症、非ST上昇心筋梗塞、ST上昇心筋梗塞)
安定狭心症、陳旧性心筋梗塞
❸末梢動脈疾患における血栓・塞栓形成の抑制

用法・用量
＜上記❶の再発抑制＞クロピドグレルとして75mgを1日1回経口
年齢、体重、症状によりクロピドグレルとして50mgを1日1回経口投与
＜上記❷の疾患＞投与開始日　クロピドグレルとして300mgを1日1回経口投与
その後、維持量として1日1回75mgを経口投与
＜上記❸の抑制＞成人には、クロピドグレルとして75mgを1日1回経口投与

重大な副作用
出血、胃・十二指腸潰瘍、肝機能障害、黄疸、血栓性血小板減少性紫斑病(TTP)、間質性肺炎、好酸球性肺炎、血小板減少、無顆粒球症、再生不良性貧血を含む汎血球減少症、中毒性表皮壊死融解症(Toxic Epidermal Necrolysis：TEN)、皮膚粘膜眼症候群(Stevens-Johnson症候群)、多形滲出性紅斑、急性汎発性発疹性膿疱症、薬剤性過敏症症候群、後天性血友病、横紋筋融解症、インスリン自己免疫症候群

相互作用
【併用禁忌】なし
【併用注意】非ステロイド性消炎鎮痛剤、抗凝固薬、血小板凝集抑制作用を有する薬剤、血栓溶解薬、薬物代謝酵素(CYP2C19)を阻害する薬剤(オメプラゾール)、選択的セロトニン再取り込み阻害剤、薬物代謝酵素(CYP2C8)の基質となる薬剤(レパグリニド)、セレキシパグ、強力なCYP2C19誘導薬(リファンピシン)、モルヒネ、ロスバスタチン

| 代 謝 | おもにCYP2C19により活性代謝物となる
※エステラーゼによる代謝物は非活性 | 排 泄 | 糞中および尿中 |

| 肝・腎機能別の
投与量調整の必要性 | 【肝機能障害時】添付文書上の記載なし
【腎機能障害時】添付文書上の記載なし |

| 妊婦・授乳
婦への投与 | 【妊婦】治療上の有益性が危険性を上回ると判断される場合にのみ投与すること。
【授乳婦】治療上の有益性および母乳栄養の有益性を考慮し、授乳の継続または中止を検討すること。動物実験(ラット)で乳汁中に移行することが報告されている |

| 海外での発売状況 | 米国および欧州各国を含む
130カ国以上 | 自動車運転等の注意 | 記載なし |

| 後発医薬品の有無 | あり | OTCの有無 | なし |

(2023年2月時点)

参考／おもな同種同効薬(P2Y12受容体拮抗薬)[2-4]

成分名	代表的な製品名	活性体orプロドラック	脳梗塞の適応	閉塞性動脈硬化症の適応
チカグレロル	ブリリンタ	活性体	なし	なし
チクロピジン塩酸塩	パナルジン	プロドラッグ	あり	あり
プラスグレル塩酸塩	エフィエント	プロドラッグ	あり	なし

処方例

Case 65歳 男性

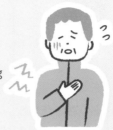

- ●診断名：陳旧性心筋梗塞
- ●既往歴：出血性胃潰瘍、脳梗塞
- ●特記事項：前回来局時はアスピリン腸溶錠100mg
1回1錠1日1回朝食後も処方されていた

処方箋

Rp1. クロピドグレル錠　75mg
1回1錠　1日1回　朝食後 30日分

処方解説

　急性心筋梗塞では血栓で狭くなっている血管に対し、ステントという金網のような器具を留置したり、薬剤を塗った風船を膨らませたりして、血管を拡げる治療を行う。これらの治療後は治療部位の血栓閉塞を予防するため、抗血小板薬2剤の併用療法を行う必要がある。

　「2020年 JCS ガイドラインフォーカスアップデート版冠動脈疾患患者における抗血栓療法」[5]では、冠動脈ステント留置後はアスピリン（81～162 mg/日）とプラスグレル（3.75mg/日）またはクロピドグレル（75 mg/日）を3～12カ月間併用投与することが推奨されている。その後は禁忌がない限り、無期限にアスピリン81～162 mg/日を経口投与するが、血栓リスクと出血リスクがともに高い患者に対しては、抗血小板薬の2剤併用療法を短期間で終了し、P2Y$_{12}$受容体拮抗薬単剤投与の継続を考慮するとされている。

　Caseは出血性胃潰瘍の既往と脳梗塞の既往があることから、血栓リスクと出血リスクがともに高い患者であり、抗血小板薬の2剤併用療法の終了後クロピドグレル単剤への移行は妥当と考えられる。

●陳旧性心筋梗塞 (old myocardial infarction：OMI) とは？

　陳旧性とは、時間の経過を表す言葉。陳旧性心筋梗塞とは、急性心筋梗塞を起こしてから、30日以上経過し、不安定な時期を脱している状態のこと。 壊死した心筋組織が線維化していることから、慢性心不全になるリスクが高くなっている。

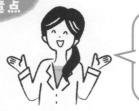

新規 $P2Y_{12}$ 受容体拮抗薬としてクロピドグレル、プラスグレル塩酸塩、チカグレロルが販売されていますが、それぞれ取得している適応症や薬物動態が異なります。

●末梢動脈疾患の適応がある

$P2Y_{12}$ 受容体阻害薬のなかで閉塞性動脈硬化症に対し適応を取得しているのは、チクロピジン塩酸塩とクロピドグレルのみである。チクロピジン塩酸塩は 2002 年に血栓性血小板減少性紫斑病（TTP）、無顆粒球症、重篤な肝障害などの緊急安全性情報が出されており、処方頻度は激減している。

●プロドラッグである

クロピドグレルとプラスグレルはともにプロドラッグである。クロピドグレルは CYP2C19 で代謝された後、薬理活性をもつ物質に変換されるため、CYP2C19 の遺伝的欠損者では服用しても十分な薬効が得られない可能性がある。前述のとおり、日本人では白人に比較し CYP2C19 の遺伝的欠損率が高く、注意が必要である。一方、プラスグレルの活性代謝物の生成には CYP3A4、CYP2B6 の関与が大きく、CYP2C19 遺伝子多型の影響を受けにくいとされる。

●後発品が発売されている

抗血小板薬は生涯服用することが多く、その薬価にも配慮が必要となる。クロピドグレルの後発品は 75mg1 錠あたり 26 〜 45 円程度なのに対し、エフィエントは 3.75mg あたり約 282 円となっている。またブリリンタは急性冠症候群に対する 1 日あたりの使用量 90mg 錠 2 錠で約 280 円とエフィエントとほぼ同額である。患者負担に大きな違いが出てくることもあるため、後発品販売の有無についても知っておく必要がある。

抗血小板薬は、おもに動脈硬化性疾患に対して用いられます。一方、抗凝固薬は静脈血栓症に対して多く用いられます。併用されることもあるため、その際は出血リスクについて患者さんに十分指導する必要があります。

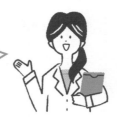

コラム

クロピドグレル・アスピリンの合剤と大福の関係

大福

　前述のとおり、クロピドグレルは単剤で用いられることもあるが、アスピリンと併用されることも多い。そのため先発品として「コンプラビン配合錠」、後発品として「ロレアス配合錠」がクロピドグレル 75mg・アスピリン 100mg の合剤として販売されている。しかしここで疑問に思うことはないだろうか。アスピリンは胃腸障害を予防するため、腸溶錠としてフィルムコーティングされた製剤になっているものが多い。クロピドグレルとの合剤化にあたり、どのような製剤上の工夫がなされているのであろうか。

　答えは簡単にいうと、「大福」製剤である。コンプラビン配合錠は外側の餅にあたる部分にクロピドグレル、あんにあたる中央部分に腸溶性のアスピリンを含む有核錠になっている。そのためまず胃内でクロピドグレルが溶出し、その後腸内でアスピリンが溶出する。結果、アスピリンによる胃腸障害は軽減できる製剤になっているのである[6]。そのためコンプラビン配合錠は原則粉砕不可の製剤であることにも注意が必要である。

＜参考文献＞
● Drug Information
添付文書 プラビックス 25mg・75mg 2023 年 1 月改訂（第 5 版）
医薬品インタビューフォーム プラビックス 25mg・75mg 2023 年 1 月改訂（第 25 版）
1：Nakamura K, Goto F, Ray WA, McAllister CB, Jacqz E, Wilkinson GR, Branch RA: Interethnic differences in genetic polymorphism of debrisoquin and mephenytoin hydroxylation between Japanese and Caucasian populations. Clin Pharmacol Ther, 38: 402-408（1985）
2：医薬品インタビューフォーム ブリリンタ 60mg.90mg 2022 年 3 月改訂（第 7 版）
3：医薬品インタビューフォーム パナルジン 100mg、パナルジン細粒 10％ 2021 年 2 月改訂（第 13 版）
4：医薬品インタビューフォーム エフィエント 2.5mg・3.75mg・5mg エフィエント OD20mg 2022 年 4 月改訂（第 16 版）
5：2020 年 JCS ガイドライン フォーカスアップデート版冠動脈疾患患者における抗血栓療法
6：医薬品インタビューフォーム コンプラビン配合錠 2023 年 1 月改訂（第 19 版）

メトホルミン塩酸塩

Point

- メトホルミン塩酸塩（以下：メトホルミン）は1日2～3回服用するビグアナイド系経口血糖降下剤である
- インスリン分泌非促進系の薬剤であり、低血糖や体重増加を起こしにくいため、2型糖尿病の第一選択薬の一つとして用いられている
- 重篤な乳酸アシドーシスを起こすことがあるため、手術や造影剤検査時、シックデイの際には休薬が必要となる

Drug Information

代表的な製品名	メトグルコ	剤　形	【錠】250mg、500mg

警　告　重篤な乳酸アシドーシスを起こすことがあり、死亡に至った例も報告されている。乳酸アシドーシスを起こしやすい患者（禁忌1.に該当する患者）には投与しないこと。腎機能障害または肝機能障害のある患者、高齢者に投与する場合には、定期的に腎機能や肝機能を確認するなど慎重に投与すること。特に75歳以上の高齢者では、本剤投与の適否を慎重に判断すること

禁　忌

1. 次に示す患者
   - 乳酸アシドーシスの既往のある患者
   - 重度の腎機能障害（eGFR 30mL/min/1.73m^{2}未満）のある患者または透析患者（腹膜透析を含む）
   - 重度の肝機能障害のある患者
   - 心血管系、肺機能に高度の障害（ショック、心不全、心筋梗塞、肺塞栓等）のある患者およびその他の低酸素血症を伴いやすい状態にある患者
   - 脱水症の患者または脱水状態が懸念される患者
   - 過度のアルコール摂取者
2. 重症ケトーシス、糖尿病性昏睡または前昏睡、1型糖尿病の患者
3. 重症感染症、手術前後、重篤な外傷のある患者
4. 栄養不良状態、飢餓状態、衰弱状態、脳下垂体機能不全または副腎機能不全の患者
5. 妊婦または妊娠している可能性のある女性
6. 本剤の成分またはビグアナイド系薬剤に対し過敏症の既往歴のある患者

効能・効果

❶ 2型糖尿病
❷ 多嚢胞性卵巣症候群における排卵誘発、多嚢胞性卵巣症候群の生殖補助医療における調節卵巣刺激（肥満、耐糖能異常、またはインスリン抵抗性のいずれかを呈する患者に限る）

用法・用量	＜効能・効果の❶＞【成人】初回：メトホルミンとして１日500mgより１日２～３回に分割して食直前または食後に開始。維持量：メトホルミンとして１日750～1500mg　　最高投与量は2250mg 【小児＜10歳以上＞】初回：メトホルミンとして１日500mgより１日２～３回に分割して食直前または食後に開始。維持量：メトホルミンとして１日500～1500mg　最高投与量は2000mg ＜効能・効果の❷＞初回：メトホルミンとして１日500mgを１日１回で開始。忍容性確認後はメトホルミンとして１日1500mgを超えない範囲で１日２～３回に分割投与（排卵・採卵までに中止する）
重大な副作用	乳酸アシドーシス、低血糖、肝機能障害、黄疸、横紋筋融解症
相互作用	【併用禁忌】アルコール（過度の摂取） 【併用注意】 ＜乳酸アシドーシスを起こすことがある薬剤＞・ヨード造影剤、腎毒性の強い抗生物質（ゲンタマイシン等）、利尿作用を有する薬（利尿剤、SGLT2阻害薬等） ＜血糖降下作用を増強する薬剤＞糖尿病薬、蛋白同化ホルモン剤、サリチル酸剤（アスピリン等）、β遮断剤（プロプラノロール等）、モノアミン酸化酵素阻害剤

代謝	ほとんど代謝されない	排泄	尿中

肝・腎機能別の投与量調整の必要性	【肝機能障害時】添付文書上に用量調節の記載なし（慎重投与） 【腎機能障害時】中等度の腎機能障害がある場合、投与の適否および投与量の調節を検討すること 投与量表あり（添付文書参照）
妊婦・授乳婦への投与	【妊婦】投与しないこと。動物実験（ラット）で催奇形性が報告されている 【授乳婦】治療上の有益性および母乳栄養の有益性を考慮し、授乳の継続または中止を検討すること。動物実験（ラット）で乳汁中へ移行することが報告されている

海外での発売状況	米国で販売、英国で承認を取得	自動車運転等の注意	低血糖症状を起こすことがあるので、注意すること
後発医薬品の有無	あり	OTCの有無	なし

（2023年1月時点）

成分名	代表的な製品名	用 法	腎機能障害患者に関する注意
イメグリミン塩酸塩	ツイミーグ	1日2回　経口投与 （朝、夕）	eGFRが 45mL/min/1.73m^2 未満の腎機能障害患者（透析患者を含む）への投与は推奨されない

処方例

Case　50 歳　男性

●診断名：2 型糖尿病

●特記事項：腎機能、肝機能は正常、糖尿病歴は 1 年、食事療法・運動療法を継続しても HbA1c は 7% 前後、脂質代謝異常症などの、他の合併症はない

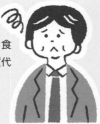

処方箋

Rp1. メトホルミン塩酸塩錠 250mg
　1 回 1 錠　1 日 2 回　朝・夕食後 30 日分

処方
解説

　「糖尿病標準診療マニュアル（日本糖尿病・生活習慣病ヒューマン学会）」[1] では、腎機能が一定程度保たれている患者に対し、メトホルミン単剤から開始することが推奨されている。一方、日本糖尿病学会がまとめた「糖尿病診療ガイドライン 2019」[2] では、薬剤の選択は、各患者の病態に応じて選択する旨の記載があり、統一的な見解とはなっていない。

　Case では 2 型糖尿病に対し、メトホルミンが処方されている。腎機能、肝機能も正常であり、心血管イベントのリスクも高くないことから、メトホルミンによる治療が開始されたと推察される。糖尿病の治療目的は、合併症の予防および進展阻止にある。メトホルミンなどを用いた大規模臨床試験において心血管イベントを減少させた報告 [3,4] もあり、継続した服薬ができるよう指導するとともに、副作用に自ら気づけるよう症状の特徴を伝える必要がある。

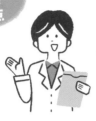

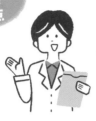

特　徴
注意点

メトホルミンは 2019 年 6 月の添付文書改訂において、腎機能異常のある患者の禁忌対象が重度（eGFR<30）のみとなったため、中等度の腎機能異常のある患者へも投与が可能となっています。

●重大な副作用　乳酸アシドーシス

乳酸アシドーシスは、人口 10 万人年あたり 6 名程度[5]と多くはないものの、発症すると致死的な影響を与えることがある。腎機能障害や肝機能障害などの臓器異常、脱水や過度のアルコール摂取など患者の行動が発症リスクを高める。ヨード造影剤を用いた検査に起因した発症の報告もあり、腎機能が正常であれば、検査当日から休薬する。腎機能が低下している場合は、検査 48 時間前から休薬するなどの対処（服薬再開は検査 48 時間後）が必要となる[6]。

●肝・腎機能障害時の投与量

メトホルミンは尿中に排泄される。腎機能が低下した場合、中等度障害で C_{max} は約 2.5 倍、AUC が約 5.2 倍となるため、最高投与量の目安が定められている。

●生殖補助医療での投与

排卵障害の一つである多嚢胞性卵巣症候群の排卵誘発やクロミフェンクエン酸塩錠などの排卵誘発剤と組み合わせて使用される。500mg/ 日から開始し、消化器症状（悪心や下痢など）の副作用の発現状況を見ながら 1000 〜 1500mg/ 日まで増量する。動物実験において、胎児への移行が認められているため、排卵後、または採卵後に継続して服薬することがないよう注意する。

メトホルミンは、2 型糖尿病の初期治療として処方されることが多いため、患者さんの病気に対する知識（食事療養や運動療法の重要性）や薬物治療の知識（服薬の遵守）が十分ではないこともあります。病気とは長いつき合いになるため、根気よく指導をしていきましょう。

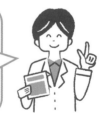

メトホルミンを含んだ配合錠の用法

　メトホルミンを含んだ配合錠は、4種類発売されている（2023年2月現在）。組み合わされているのは、DPP-4阻害薬が3種類、チアゾリジン薬が1種類となっている。DPP-4阻害薬は成分ごとに用法が異なる。一方、メトホルミンは1日2〜3回と用法が定められている。

　そんななか、イニシンク配合錠（アログリプチン＋メトホルミン）のみ、用法が1日1回となっている。メトホルミンは1日1回服用でよいのだろうか。

　イニシンク配合錠の治験（国内第III相検証試験）[7]では、アログリプチン＆メトホルミン500mg（1日1回）投与群とアログリプチン＆メトホルミン250mg（1日2回）投与群が二重盲検比較で実施された。24週間投与後のHbA1c変化量は、メトホルミン1日1回投与群の1日2回投与群に対する非劣性が検証されている。服用回数が減少することによるコンプライアンス向上が期待できる点から、治療効果の向上が期待されており、1日1回の投与として承認を受けている。

　ただし、配合錠の使用は、単剤使用で効果不十分、もしくは、配合剤の1日量で症状が安定している場合に限定されているので注意が必要である。

＜参考文献＞

● Drug Information

添付文書 メトグルコ錠250mg・500mg 2022年9月改訂（第4版）

医薬品インタビューフォーム メトグルコ錠250mg・500mg 2022年9月改訂（第18版）

1：日本糖尿病・生活習慣病ヒューマン学会. 糖尿病標準診療マニュアル（Web公開日2022年4月1日）

2：日本糖尿病学会. 糖尿病診療ガイドライン2019

3：UK Prospective Diabetes Study（UKPDS）Group. Intensive blood-glucose control with sulphonylureas or insulin compared with conventional treatment and risk of complications in patients with type 2 diabetes（UKPDS 33）. Lancet. 1998;352:837-853.

4：Holman RR, Paul SK, Bethel MA, Matthews DR, Neil HA: 10-year follow-up of intensive glucose control in type 2 diabetes. N Engl J Med 2008; 359: 1577-1589.

5：Chang CH, Sakaguchi M, Dolin P. Epidemiology of lactic acidosis in type 2 diabetes patients with metformin in Japan. Pharmacoepidemiol Drug Saf 2016; 25: 1196-1203.

6：メトホルミンの適正使用に関するRecommendation　2020年3月18日改訂

7：独立行政法人医薬品医療機器総合機構. イニシンク配合錠 審査報告書（2016年8月17日）

シタグリプチンリン酸塩

Point

- シタグリプチンリン酸塩（以下：シタグリプチン）は1日1回服用の経口血糖降下剤である
- dipeptidyl peptidase-4（DPP-4）阻害薬に分類され、血糖依存的に血糖を降下させる（単独投与での低血糖のリスクは低い）
- おもに腎臓から排泄される薬剤であり、中等度以上の腎機能低下がある場合、用量を調節する必要がある
- スルホニル尿素（SU）薬と併用する場合、重篤な低血糖を引き起こすおそれがあるため、SU薬を半量に減量する必要がある

Drug Information

代表的な製品名	ジャヌビア、グラクティブ	剤　形	【錠】12.5mg、25mg、50mg、100mg

禁　忌
1 本剤の成分に対し過敏症の既往歴のある患者
2 重症ケトーシス、糖尿病性昏睡または前昏睡、1型糖尿病の患者
3 重症感染症、手術前後、重篤な外傷のある患者

効能・効果　2型糖尿病

用法・用量　シタグリプチンとして1回50mgを1日1回経口投与
（最大100mg 1日1回）

重大な副作用　アナフィラキシー反応、皮膚粘膜眼症候群（Stevens-Johnson症候群）、剥脱性皮膚炎、低血糖、肝機能障害、黄疸、急性腎障害、急性膵炎、間質性肺炎、腸閉塞、横紋筋融解症、血小板減少、類天疱瘡

相互作用　【併用禁忌】なし
【併用注意】糖尿病用薬、ジゴキシン、血糖降下作用を増強する薬剤（β遮断薬、サリチル酸剤、モノアミン酸化酵素阻害剤等）、血糖降下作用を減弱する薬剤（アドレナリン、副腎皮質ホルモン、甲状腺ホルモン等）

代　謝　ほとんど代謝されない　　**排　泄**　尿中

| 肝・腎機能別の投与量調整の必要性 | 【肝機能障害時】添付文書上の記載なし
【腎機能障害時】腎機能障害のある患者では用量調節すること。「投与量表あり（添付文書参照）」 |

| 妊婦・授乳婦への投与 | 【妊婦】治療上の有益性が危険性を上回ると判断される場合にのみ投与すること
【授乳婦】治療上の有益性および母乳栄養の有益性を考慮し、授乳の継続または中止を検討すること。動物実験（ラット）で乳汁中へ移行することが報告されている |

| 海外での発売状況 | 米国および欧州各国を含む100カ国以上 | 自動車運転等の注意 | 低血糖症状を起こすことがあるので、注意すること |

| 後発医薬品の有無 | なし | OTCの有無 | なし |

(2023年1月時点)

参考／おもな同種同効薬

成分名	代表的な製品名	用 法	おもな排泄・代謝経路	配合剤の状況
アログリプチン安息香酸塩	ネシーナ	1日1回　経口投与	尿中	メトホルミン（ビグアナイド）ピオグリタゾン（チアゾリジン）
テネリグリプチン臭化水素酸塩水和物	テネリア	1日1回　経口投与	尿中・肝臓	カナグリフロジン（SGLT-2阻害薬）
ビルダグリプチン	エクア	1日2回　経口投与（朝・夕）	尿中	メトホルミン（ビグアナイド）
リナグリプチン	トラゼンタ	1日1回　経口投与	便中（胆汁）	エンパグリフロジン（SGLT-2阻害薬）
トレラグリプチンコハク酸塩	ザファテック	1週間1回　経口投与	尿中	なし
オマリグリプチン	マリゼブ	1週間1回　経口投与	尿中	なし

処方例

Case 70歳 男性

●診断名：2型糖尿病
●特記事項：肝・腎機能に異常なし、膀胱がんの疑いがあり、
今後手術を受ける可能性もある

処方箋

Rp1. シタグリプチン錠 50mg
1回1錠 1日1回 朝食前 14日分

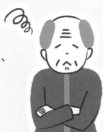

処方解説

　2型糖尿病の初回投与薬剤については、患者のリスクなどを考慮して選択されると「糖尿病診療ガイドライン」[1]には記載されているが、実態として、DPP-4阻害薬は、国内の新規糖尿病患者にもっとも処方されている薬剤である[2]。「糖尿病標準診療マニュアル（日本糖尿病・生活習慣病ヒューマン学会）」[3]では、メトホルミンを使用して十分な効果が得られない場合の上乗せ薬として推奨されており、初期治療の上乗せ薬としての位置づけもある。

　2022年12月26日には日本糖尿病学会より2型糖尿病の薬物療法のアルゴリズム[4]も発表された。このアルゴリズムでは、Step1において非肥満（インスリン分泌不全）と肥満（インスリン抵抗性）の大きく二つに分類されており、DPP-4阻害薬は非肥満患者への推奨薬となっている。

　Caseは、2型糖尿病に対し、シタグリプチンが処方されている。患者は、今後手術の予定があるため、造影剤検査で休薬が必要なメトホルミン[5]、手術の前後で休薬が必要となるSGLT-2阻害薬[6]を避けてDPP-4阻害薬が選択されていると推察される。DPP-4阻害薬のなかでもシタグリプチンは複数規格が発売されており、効果の度合いを見ながら、増減しやすい特徴がある。

　また、シタグリプチンはおもに尿中排泄の薬剤であり腎機能が低下（中等度）した場合、通常量の半分を目安に減量する。腎機能が更に低下した（重度・末期腎不全）場合は、通常量の1/4を目安に減量する必要がある。透析患者に使用する場合、透析との時間関係はとくに考慮は不要となっている。

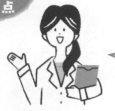

2023年2月時点で9成分が販売されており、用法も1日1回もしくは2回の製剤、1週間に1回製剤が発売されています。おもな排泄・代謝経路も薬剤毎に異なり、ライフスタイルや患者の代謝機能に合わせて選択されます。

●低血糖のリスクについて

DPP-4阻害薬は、食事の影響を受けて放出されるインクレチン（GLP-1、GIP）というホルモンを分解する酵素（DPP-4）を阻害する。血糖依存的にインスリン分泌を促進、血糖を低下させるため、低血糖の発現リスクが低いとされている。しかし、SU薬と併用する場合、重篤な低血糖を起こした報告があるため、併用する際は、SU薬を半量にするよう通知も出ている[7]。

●低血糖以外の副作用について

DPP-4阻害薬は消化管運動の抑制、胃内容物の排出遅延という機序も持ち合わせているため、消化器症状（胃部不快感、悪心、腸閉塞など）がみられる。機序は不明で、頻度は低いものの、類天疱瘡という皮膚に水疱があらわれる症状も報告されている。

●腎機能障害時の投与量

シタグリプチンは、おもに尿中排泄の薬剤であり、腎機能の障害が中等度の場合、通常量の半量にするよう添付文書に目安が記載されている。DPP-4阻害薬のなかには、リナグリプチンのように胆汁に排泄されるものもある。リナグリプチンは健常人との単回投与比較において、腎機能障害の程度が軽度でも重度でも AUC_{0-24h} は約1.3倍、1.5倍であり、C_{max} は、約1.3倍、1.5倍であり、上昇の範囲が10mgと同程度であること、腎機能低下に伴う上昇の程度が大きくないことから、腎機能に関わらず同一の用量で処方可能となっている[7]。

2型糖尿病の治療は、食事療法と運動療法が根底にあり、そのうえでの薬物治療になります。生活習慣の改善を促すとともにシタグリプチンを決まった時間に必ず服用するよう指導する必要があります。

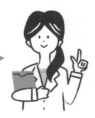

コラム

DDP-4阻害薬 開発の歴史

　ブドウ糖を経口で投与した場合と、静脈内に直接投与した場合の血糖値の上昇、インスリン分泌量に違いはあるのだろうか。その結果は、1964年に公表された論文[9]に書かれている。

　経口投与では明らかに血糖の低下効果（インクレチン効果）が認められており、この研究を契機に消化管ホルモン由来の血糖降下薬の開発が始まった。1980年代にブドウ糖が消化管を通過することにより、インスリン分泌を促進するインクレチン（GLP-1、GIP）が特定された。GLP-1はDPP-4という酵素により2分程度で不活化されてしまうため作用が持続しないこともあきらかになり、このDPP-4を阻害する酵素がターゲットとなった。開発がさらに進み2006年にメキシコでシタグリプチンが世界で初めて販売された。日本では2003年から臨床試験が始まり2009年に発売となっている[10]。

　ちなみに、セマグルチドやデュラグルチドのようなGLP-1受容体作動薬は、DPP-4に抵抗性を示すように加工されたアナログ製剤である。

＜参考文献＞

● **Drug Information**

添付文書 ジャヌビア錠 12.5mg・25mg・50mg・100mg 2020年3月改訂（第2版）

医薬品インタビューフォーム ジャヌビア錠 12.5mg・25mg・50mg・100mg 2022年3月改訂（第30版）

1：日本糖尿病学会 . 糖尿病診療ガイドライン 2019

2：Bouchi R,et al.: Retrospective nationwide study on the trends in first-line antidiabetic medication for patients with type 2 diabetes in Japan. J Diabetes Investig,13:280-291, 2022

3：日本糖尿病・生活習慣病ヒューマン学会 . 糖尿病標準診療マニュアル（Web 公開日 2022年4月1日）

4：J Diabetes Investig 13: 280–291, 2022

5：メトホルミンの適正使用に関する Recommendation　2020年3月18日改訂

6：糖尿病治療における SGLT2 阻害薬の適正使用に関する Recommendation 2022年7月26日改訂

7：厚生労働省. 医薬品・医療機器等安全性情報 No.275

8：Graefe-Mody U. et al.: Diabetes Obes Metab. 2011; 13（10）: 939-46

9：MCINTYRE N, HOLDSWORTH CD, TURNER DS. NEW INTERPRETATION OF ORAL GLUCOSE TOLERANCE. Lancet. 1964;2(7349):20-21.

10：医薬品インタビューフォーム ジャヌビア錠

ダパグリフロジンプロピレングリコール

Point

- ダパグリフロジンプロピレングリコール（以下：ダパグリフロジン）は1日1回服用の経口血糖降下剤である
- ナトリウム・グルコース共輸送体（SGLT-2）阻害薬に分類され、インスリン非依存的に血糖を降下させる（単独投与での低血糖リスクは低い）
- ダパグリフロジンは、2型糖尿病に加え、1型糖尿病、慢性心不全、慢性腎不全の効能も有している

Drug Information

代表的な製品名	フォシーガ	剤 形	【錠】5mg、10mg

禁 忌	❶ 本剤の成分に対し過敏症の既往歴のある患者 ❷ 重症ケトーシス、糖尿病性昏睡または前昏睡の患者 ❸ 重症感染症、手術前後、重篤な外傷のある患者

効能・効果	❶ 2型糖尿病　❷ 1型糖尿病（インスリン製剤と併用している患者に限る） ❸ 慢性心不全（慢性心不全の標準的な治療を受けている患者に限る）　❹ 慢性腎臓病（末期腎不全または透析施行中の患者を除く）

用法・用量	【2型糖尿病、1型糖尿病】ダパグリフロジンとして5mgを1日1回投与（最大10mgまで増量できる） 【慢性心不全、慢性腎臓病】ダパグリフロジンとして10mgを1日1回投与

重大な副作用	低血糖、腎盂腎炎、外陰部および会陰部の壊死性筋膜炎、敗血症、脱水、ケトアシドーシス

相互作用	【併用禁忌】なし 【併用注意】糖尿病用薬、血糖降下作用を増強する薬剤（β遮断薬、サリチル酸剤、モノアミン酸化酵素阻害剤等）、血糖降下作用を減弱する薬剤（副腎皮質ホルモン、甲状腺ホルモン、アドレナリン等）、利尿薬（ループ利尿薬、サイアザイド系利尿薬等）

代 謝	UGT1A9によるグルクロン酸抱合により代謝される	排 泄	糞中および尿中

肝・腎機能別の投与量調整の必要性	【肝機能障害時】添付文書上の記載なし 【腎機能障害時】添付文書上の記載なし

妊婦・授乳婦への投与	【妊婦】本剤を投与しないこと 【授乳婦】授乳しないことが望ましい。動物実験（ラット）で乳汁中へ移行することが報告されている

海外での発売状況	米国および欧州各国を含む100カ国以上（2型糖尿病）	自動車運転等の注意	低血糖症状を起こすことがあるので、注意すること

後発医薬品の有無	なし	OTCの有無	なし

（2023年2月時点）

参考／おもな同種同効薬

成分名	代表的な製品名	用 法	適応症	配合剤の状況
イプラグリフロジン L-プロリン	スーグラ	1日1回　経口投与 （朝食前・朝食後）	2型糖尿病 1型糖尿病	シタグリプチン （DPP-4阻害薬）
エンパグリフロジン	ジャディアンス	1日1回　経口投与 （朝食前・朝食後）	2型糖尿病 慢性心不全	リナグリプチン （DPP-4阻害薬）
カナグリフロジン 水和物	カナグル	1日1回　経口投与 （朝食前・朝食後）	2型糖尿病 2型糖尿病を合併 する慢性腎不全	テネリグリプチン （DPP-4阻害薬）
トホグリフロジン 水和物	デベルザ	1日1回　経口投与 （朝食前・朝食後）	2型糖尿病	-
ルセオグリフロジン 水和物	ルセフィ	1日1回　経口投与 （朝食前・朝食後）	2型糖尿病	-

処方例

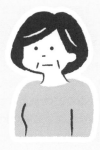

Case　50歳　女性

● 診断名： 2型糖尿病
● 特記事項：肝機能は正常、腎機能は軽度に低下
（eGFR 52mL/分/1.73m²）、BMIは25.9

処方箋

Rp1. ダパグリフロジンプロピレングリコール錠　5mg
1回1錠 1日1回 朝食後 14日分

処方解説

　2型糖尿病の初回投与薬剤については、患者のリスクなどを考慮して選択されると「糖尿病診療ガイドライン」[1]に記載されている。「糖尿病標準診療マニュアル」[2]では、メトホルミンから始まり、DPP-4阻害薬の次の上乗せ薬として推奨されている。SGLT-2阻害薬は、血糖降下作用以外の効果も期待できる反面、尿量の増加に伴う脱水や尿糖の増加に伴う尿路感染症に注意が必要な薬剤である。なお、SU薬と併用する場合は、SU薬を半量にすることが推奨されている[3]。

　Caseでは2型糖尿病に対し、ダパグリフロジンプロピレングリコールが処方されている。ダパグリフロジンプロピレングリコールはSGLT-2阻害薬のなかでも、服用タイミングが特に制限されていない薬剤であるため、食事に関係なく、決められた時間に服用することができる（他剤は朝食前または朝食後）。患者は腎機能が軽度に低下してき

ており、BMIもやや高め（肥満1度）であるため、腎保護作用があり、体重の減少も期待できるSGLT-2阻害薬が選択されていると推察される。投与初期には紅斑などの皮膚症状がみられることもあるため、注意喚起が必要である。

特 徴 注意点

2023年2月時点で、6成分が販売されています。用法はすべて1日1回となっており、DPP-4阻害薬との合剤も販売されています。合剤の場合は、初回からではなく、どちらかの成分への追加投与、もしくは両成分での安定している場合に使用ができます。

●尿路感染症・性器感染症に注意

フォシーガの反復投与試験において、24時間の累積尿中グルコース排泄量は70g程度となっている[4]。尿中のグルコース量が増加することにより、尿路感染症や性器感染症が起こりやすくなる。腎盂腎炎や外陰部等の壊死性筋膜炎（フルニエ壊疽）などの重度感染症につながるおそれがあるため、排尿時の痛みや陰部のかゆみなどの初期症状を捉えられるよう説明し、トイレは我慢せず、清潔に保つよう指導する。特に女性の場合は、発現が多いといわれているため注意する。

●脱水を予防する

尿中の糖分増加に伴い、浸透圧利尿作用が働き、尿量が増加する。尿量の増加は、体液量の減少を引き起こすため、血液濃縮が起こり、脳梗塞等の血栓・塞栓症につながることがある。高血圧治療薬（利尿剤やARBなど）を服用している患者やもともと体液量の少ない高齢者などは注意が必要である。具体的な対処として、通常の水分量に加えて1日500mL程度の飲水（糖分を含まない）を促す必要がある。特に夏場はこまめに水分補給を行い、脱水にならないように注意する。

●1型糖尿病患者への投与

1型糖尿病患者への投与は、インスリンにて十分なコントロールができない場合や体重減少が必要な場合に用いる。インスリンに置き換わるわけではないため、注射を中断しないようきちんと説明を行う。加えて、低血糖のリスクも高まるため、SGLT-2阻害薬を追加した場合は、インスリンの量を10～20%程度減量（HbA1c < 7.5%）するなどの対応も求められる[3]。

SGLT-2阻害薬は、成分により慢性腎臓病や慢性心不全にも効果が認められています。体重減少が期待できるため、やせ薬として乱用されないよう注意喚起もされており、適正使用につながるような説明を心がける必要があります。

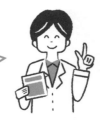

コラム

正常血糖なのに、ケトアシドーシス？

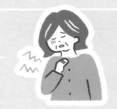

　ケトアシドーシスは、インスリンの作用不足などによりブドウ糖による代謝が困難となった場合に、脂肪酸を利用した嫌気的な代謝が進み、その際に産生されるケトン体により血液が酸性に傾いた状況を指す。症状としては悪心、吐き気、腹痛などの消化器症状、倦怠感、重症となった場合、呼吸困難や意識障害が起こる。通常は、高血糖に伴うことが多いが、なぜ正常血糖でも起こるのだろうか。

　これは、SGLT-2阻害薬を使用している場合、体外に余分な糖を排出するため血液中の糖分が減少し、高血糖がマスキングされてしまうことに起因する。これはインスリンの作用不足以外にも、周術期のようにストレスがかかり高血糖傾向になったりする場面でも発生する。そのため、手術が予定されている場合は手術の3日前から休薬し、再開は、食事の再開時期に合わせるような対応が求められる。血糖コントロールが不安定になりやすい、1型糖尿病で多く発生していることから、1型糖尿病患者に限り、血中のケトン体自己測定も保険適応となっている[3]。

■休薬スケジュール

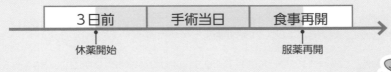

＜参考文献＞

● Drug Information

添付文書 フォシーガ錠 5mg・10mg　2023年1月改訂（第4版）

医薬品インタビューフォーム フォシーガ錠 5mg・10mg 2023年1月改訂（第12版）

1：日本糖尿病学会 . 糖尿病診療ガイドライン 2019

2：日本糖尿病・生活習慣病ヒューマン学会 . 糖尿病標準診療マニュアル（Web 公開日 2022年4月1日）

3：糖尿病治療における SGLT2 阻害薬の適正使用に関する Recommendation 2022年7月26日改

4：医薬品インタビューフォーム フォシーガ錠

ロスバスタチンカルシウム

Point

- ロスバスタチンカルシウム（以下：ロスバスタチン）は1日1回服用の HMG-CoA 還元酵素阻害薬（スタチン系薬）である
- 動脈硬化疾患の最大のリスク因子である LDL コレステロール（以下、LDL-C）管理にはスタチン系薬が第一選択となる
- スタチン系薬は作用の強さでストロングスタチンとスタンダードスタチンに分類され、ロスバスタチンはストロングスタチンに該当し、ストロングスタチンでは唯一の水溶性である
- ストロングスタチンは、1日1回の服用タイミングに特に制限はない

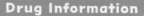

Drug Information

| 代表的な製品名 | クレストール | 剤　形 | 【錠・OD錠】2.5mg、5mg、10mg |

禁　忌

1. 本剤の成分に対し過敏症の既往歴のある患者
2. 肝機能が低下していると考えられる以下のような患者
急性肝炎、慢性肝炎の急性増悪、肝硬変、肝がん、黄疸
3. 妊婦または妊娠している可能性のある婦人および授乳婦
4. シクロスポリンを投与中の患者

効能・効果

❶高コレステロール血症
❷家族性高コレステロール血症

用法・用量

ロスバスタチンとして1日1回2.5mgより投与を開始。早期にLDL-C値を低下させる必要がある場合には5mgより投与を開始してもよい。年齢・症状により適宜増減し、投与開始後あるいは増量後、4週以降にLDL-C値の低下が不十分な場合には、漸次10mgまで増量可。10mgを投与してもLDL-C値の低下が十分でない家族性高コレステロール血症患者等の重症患者に限り、さらに増量できるが、1日最大20mgまで

重大な副作用

横紋筋融解症、ミオパチー、免疫介在性壊死性ミオパチー、肝炎、肝機能障害、黄疸、血小板減少、過敏症状、間質性肺炎、末梢神経障害、多形紅斑

相互作用

【併用禁忌】シクロスポリン
【併用注意】フィブラート系薬剤、ニコチン酸、アゾール系抗真菌薬、マクロライド系抗生物質、クマリン系抗凝固剤、制酸剤、ロピナビル・リトナビル、アタザナビル／リトナビル、ダルナビル／リトナビル、グレカプレビル・ピブレンタスビル、ダクラタスビル、アスナプレビル、ダクラタスビル・アスナプレビル・ベクラブビル、グラゾプレビル／エルバスビル、ソホスブビル・ベルパタスビル、ダロルタミド、レゴラフェニブ、カプマチニブ塩酸塩水和物、バダデュスタット、フェブキソスタット、エルトロンボパグ

| 代　謝 | ほとんど代謝されない | 排　泄 | 胆汁（糞中） |

| 肝・腎機能別の投与量調整の必要性 | 【肝機能障害時】添付文書上の記載なし
【腎機能障害時】CLcr 30mL/min/1.73m2未満の患者に投与する場合には、2.5mgより投与を開始し、1日最大投与量は5mgとする |

| 妊婦・授乳婦への投与 | 【妊婦】妊婦または妊娠している可能性のある女性には投与しないこと。ラットに他のHMG-CoA還元酵素阻害剤を大量投与した場合に、胎児の骨格奇形が報告されている。さらにヒトでは、ほかのHMG-CoA還元酵素阻害剤で、妊娠3カ月までの間に服用したとき、胎児に先天性奇形があらわれたとの報告がある
【授乳婦】投与しないこと。ラットで乳汁中への移行が報告されている |

| 海外での発売状況 | 米国、英国 | 自動車運転等の注意 | 記載なし |

| 後発医薬品の有無 | あり | OTCの有無 | なし |

（2023年3月時点）

参考／おもな同種同効薬（HMG-CoA還元酵素阻害薬）

成分名	代表的な製品名	用　法	特徴（性質）
アトルバスタチン	リピトール	1日1回　経口投与	脂溶性
ピタバスタチン	リバロ	1日1回　経口投与	脂溶性
シンバスタチン	リポバス	1日1回　経口投与 （夕食後投与が望ましい）	脂溶性
フルバスタチン	ローコール	1日1回　経口投与 （夕食後）	脂溶性
プラバスタチン	メバロチン	1日1～2回　経口投与 （1日1回投与の場合、夕食後投与が望ましい）	水溶性

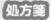

Case 60歳 男性

●診断名：脂質異常症
●特記事項：近医受診し LDL-C が高値（採血値：152mg/dL）
のため処方された
●既往歴：高血圧、糖尿病　副作用・アレルギー歴：なし
職業：トラック運転手
●備考：夜間は内服するタイミングが難しいから避けたいと医師
に相談したとのこと。生活習慣の改善には取り組んでいるものの、
仕事の都合上、昼夜逆転する生活になりやすいとのこと

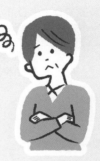

処方箋

Rp1. ロスバスタチン錠 2.5mg
　1回1錠 1日1回 朝食後 30日分

処方解説

　「動脈硬化性疾患予防ガイドライン 2022 年版」[1]では、薬物療法において動脈硬化性疾患の予防のため管理目標値を目指した LDL-C 管理が推奨されている。また、一次予防試験である MEGA Study（Lancet 2006;368:1155-1163）[2]によると、高コレステロール血症患者に対するスタチンを用いた LDL-C 低下療法による心血管イベント抑制効果が日本人でも確認されている。ただし、脂質異常症治療の基本は、生活習慣の改善（食事療法や運動療法など）であり、それらでは管理目標値達成が困難な場合に薬物治療を考慮する。

　Case は LDL-C 高値であり、スタチン系薬としてロスバスタチンが処方されている。「動脈硬化性疾患予防ガイドライン 2022 年版」[1]に記載があるように、既往に糖尿病がある時点で高リスクに分類されることから、一次予防として LDL-C 目標値は 120mg/dL 未満を目標とする。生活習慣の改善が見込みにくいことを考慮したうえで、薬物治療開始の選択は妥当であろう。服用タイミングに関して、夕食後内服によるアドヒアランス不良が懸念される点から、添付文書上で投与時間帯に関して制限がないロスバスタチン（ストロングスタチン）の選択はアドヒアランス向上に寄与すると思われる。

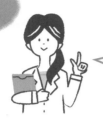

コレステロールの生合成は夜間に亢進するため、夕食後投与が推奨されていました。しかし、ロスバスタチンのようなストロングスタチンは、半減期が長く、1日1回の服用タイミングを夕食後にこだわる必要がないことなどのメリットがあります。

●スタチン系薬同士の比較

スタチン系薬は、LDL-C 低下作用の強さでストロングスタチンとスタンダードスタチンと称される。ストロングスタチンの LDL-C 低下率は 30 〜 50% 程度で、スタンダードスタチンは 20% 程度である[3]。ストロングスタチンは、国内のさまざまな診療ガイドライン[1,4,5] においても、スタンダードスタチンを下回る推奨にはなっていない。また、ストロングスタチン同士で、LDL-C 低下作用や副作用に大きな違いはなく、国内のガイドラインでもストロングスタチン 3 剤の使い分けの明記はされていない[1,4,5]。

●副作用への注意（おもに横紋筋融解症）

スタチン系薬による横紋筋融解症に関しては、Jacobson らが報告しているように、発症頻度は横紋筋融解症が 0.01% であることから、発症頻度は少なく、稀な副作用といえる[6]。しかし、初期症状として筋肉痛や手足のしびれ、脱力感や赤褐色尿（ミオグロビン尿）がみられた場合は、すぐに連絡するよう服薬指導を行うことが望ましい。

●妊婦・授乳婦への投与は NG

スタチン系薬には、催奇形性が報告[7]されており、妊婦・授乳婦には禁忌である。妊娠中は、LDL-C は生理学的に上昇することから注意が必要である。もし、妊娠中に治療が必要な場合には、治療上の有益性が危険性を上回ると判断される場合にのみではあるが、小腸コレステロールトランスポーター阻害薬（エゼチミブ）や陰イオン交換樹脂（コレスチミド、コレスチラミン）などが考慮される。

ロスバスタチンは、LDL–C 管理には第一選択のスタチン系薬であり、ストロングスタチンに分類されます。横紋筋融解症などの発症頻度は稀ですが、発見遅れで急性腎障害などにつながるリスクもあるため、服薬指導時に説明しましょう。

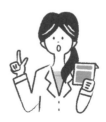

スタチン系薬の名前は？
どんな意味が隠されているの？

　スタチン系薬の製品名の意味を整理してみる。

・ロスバスタチン（クレストール）／波頭、頂上、最上を意味する Crest より命名

・アトルバスタチン（リピトール）／脂質 Lipid から命名

・ピタバスタチン（リバロ）／ Lipids and Vascular event Lowering 脂質をより低下させることで冠血管イベントの発症をより低下させることを期待し、LIVALO（リバロ）と命名

・シンバスタチン（リポバス）／リポ蛋白の異常を改善するとともに血管病変（動脈硬化）を改善することが期待されることから、lipoprotein（リポ蛋白）と vascular（血管）で LIPOVAS と命名

・フルバスタチン（ローコール）／ lower Cholesterol（コレステロールを低下させる）に由来

・プラバスタチン（メバロチン）／メバロン酸の合成を阻害することから、「メバロン酸」と「一般名（プラバスタチンナトリウム）」から引用

　上記のように、唯一ロスバスタチンのみが脂質などに関連しない命名方法をとっている。"頂上"の意味を示す名前のとおり、ロスバスタチンが HMG-CoA 還元酵素との結合力が、ほかの薬剤と比べてもっとも強力であることが示唆されており[8]、LDL-C 低下作用を大きく期待する場合はロスバスタチンを選択することが有用かもしれない。

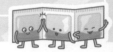

＜参考文献＞

● Drug Information

添付文書 クレストール錠 2.5mg・5mg, クレストール OD 錠 2.5mg・5mg 2022 年 8 月改訂（第 4 版）

医薬品インタビューフォーム クレストール錠 2.5mg・5mg, クレストール OD 錠 2.5mg・5mg 2022 年 8 月改訂（第 24 版）

1：日本動脈硬化学会. 動脈硬化性疾患予防ガイドライン 2022 年版, 2022 年 7 月 4 日

2：Nakamura H. Primary prevention of cardiovascular disease with pravastatin in Japan（MEGA Study）: a prospective randomised controlled trial. Lancet. 2006 Sep 30;368（9542）:1155-63.（PMID: 17011942）

3：Schachter M. Chemical, pharmacokinetic and pharmacodynamic properties of statins: an update. Fundam Clin Pharmacol. 2005 Feb;19（1）:117-25.（PMID: 15660968）

4：日本循環器学会. 急性冠症候群ガイドライン（2018 年改訂版）, 2022 年 12 月 9 日更新

5：日本老年医学会. 高齢者脂質異常症 診療ガイドライン 2017, 2017 年 10 月

6：Jacobson TA. Toward "pain-free" statin prescribing: clinical algorithm for diagnosis and management of myalgia. Mayo Clin Proc. 2008;83（6）:687-700.（PMID: 18533086）

7：Edison RJ. Central nervous system and limb anomalies in case reports of first-trimester statin exposure. N Engl J Med. 2004 Apr 8;350（15）:1579-82.（PMID: 15071140）

8：Istvan ES. Structural mechanism for statin inhibition of HMG-CoA reductase. Science. 2001 May 11;292（5519）:1160-4.（PMID: 11349148）

高尿酸血症治療剤

フェブキソスタット

Point

- ●フェブキソスタットは1日1回服用の高尿酸血症治療剤であり、同効薬と比較して服用が簡便である
- ●同効薬のなかで唯一がん化学療法に伴う高尿酸血症への適応を取得している
- ●腎機能障害時にも比較的使用しやすく、用量調整が不要である

Drug Information

代表的な製品名	フェブリク
剤 形	【錠、OD錠】10mg、20mg、40mg

禁 忌
1 本剤の成分に対し過敏症の既往歴のある患者
2 メルカプトプリン水和物またはアザチオプリンを投与中の患者

効能・効果
①痛風、高尿酸血症
②がん化学療法に伴う高尿酸血症

用法・用量
【痛風、高尿酸血症】成人にはフェブキソスタットとして1日10mgより開始し、1日1回経口投与する。その後は血中尿酸値を確認しながら必要に応じて徐々に増量する。維持量は通常1日1回40mgで、患者の状態に応じて適宜増減するが、最大投与量は1日1回60mgとする
【がん化学療法に伴う高尿酸血症】成人にはフェブキソスタットとして60mgを1日1回経口投与する

重大な副作用
肝機能障害、過敏症

相互作用
【併用禁忌】メルカプトプリン水和物、アザチオプリン
【併用注意】ビダラビン、ジダノシン、ロスバスタチン

代 謝
複数のCYP（CYP1A1、1A2、1B1、2C8、2C9、3A4/5および4A11）およびUGT（UGT1A1、1A3、1A7、1A8、1A9、1A10および2B7）分子種が関与する

排 泄
糞中および尿中

肝・腎機能別の投与量調整の必要性
【肝機能障害時】肝機能障害のある患者を対象とした臨床試験は実施していない
【腎機能障害時】重度の腎機能障害のある患者を対象とした臨床試験は実施していない

妊婦・授乳婦への投与	【妊婦】妊婦または妊娠している可能性のある女性には、治療上の有益性が危険性を上回ると判断される場合にのみ投与すること 【授乳婦】治療上の有益性および母乳栄養の有益性を考慮し、授乳の継続または中止を検討すること。動物実験(ラット)で本剤が乳汁中に移行することが報告されている。また、動物実験(ラットにおける出生前および出生後の発生ならびに母体の機能に関する試験)の12mg/kg/日(60mg/日でのヒトの血漿中曝露量の11.1倍)以上で出生児の腎臓にキサンチンと推定される結晶沈着あるいは結石、48mg/kg/日(60mg/日でのヒトの血漿中曝露量の39.3倍)で離乳率の低下、体重低値などの発育抑制、甲状腺の大型化および甲状腺重量増加の傾向が認められている

海外での発売状況	欧州、米国、カナダ、韓国、台湾	自動車運転等の注意	記載なし
後発医薬品の有無	あり	OTCの有無	なし

(2023年2月時点)

参考／おもな同種同効薬 (高尿酸血症治療薬)

成分名	代表的な製品名	用法	性質	腎機能低下時の減量
アロプリノール	ザイロリック	1日2〜3回 食後経口投与	プリン体	必要
トピロキソスタット	トピロリック、 ウリアデック	1日2回 経口投与 (朝・夕)	非プリン体	不要

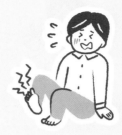

処方例

Case 35歳 男性 会社員

● 診断名：高尿酸血症
● 特記事項：毎晩ビール 500mL 缶を3本摂取している

処方箋

Rp1. フェブキソスタット錠 10mg
1回1錠 1日1回 朝食後 14日分

処方解説

　「高尿酸血症・痛風の治療ガイドライン第3版」[1]では、従来は原則として尿酸産生過剰型には尿酸生成抑制薬を、尿酸排泄低下型には尿酸排泄促進薬を使用することが推奨されていたが、病型の割合が多い尿酸排泄低下型に対しても尿酸生成抑制薬が有効である報告もあると記載されている。

　Case は、初発の高尿酸血症患者に対してフェブキソスタットが処方されているが、上記のとおり病型を問わずに使用できるフェブキソスタットの選択は問題ないと考えられる。尿酸降下作用はフェブキソスタットがアロプリノールとの比較で非劣性もしくは優越性を示したとの報告があるが、試験によって用量が異なるため、評価には注意が必要である[2-4]。アロプリノールは複数回にわけ内服する必要があるが、フェブキソスタットは1日1回の内服であり、日中の内服が難しい会社員でもアドヒアランスが維持できると考えられる。

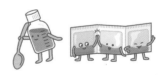

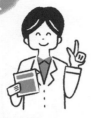

特徴
注意点

2023年3月時点で3成分の高尿酸血症治療薬が発売されています。用法別では1日1回と1日複数回の服用タイプがあり、患者さんのライフスタイルや腎機能・副作用に合わせて選択が必要です。

●作用機序の違い

高尿酸血症治療薬はすべてキサンチン酸化還元酵素（キサンチンオキシダーゼ）を阻害することで尿酸生成を抑制する。アロプリノールはプリン骨格をもち、ヒポキサンチンおよびキサンチンと拮抗することで尿酸の生成を抑制するが、フェブキソスタットはキサンチンオキシダーゼを選択的に阻害することで尿酸生成を抑制する。

●腎機能障害時の投与量

同効薬のアロプリノールは腎排泄型であり、腎機能によって用量の調整が必要であるが、フェブキソスタットは肝臓で代謝後、腎および胆汁排泄されるため腎障害がある場合でも比較的使用しやすい。30 ≦ Ccr（ml/min）≦ 80 の軽度から中等度の腎機能障害患者においても腎機能正常者と同量投与でよいとされている。ただし、AUC は 1.5 倍になることが報告されており、20mg/ 日を超える投与量では慎重に投与すべきである[5]。

●特徴的な副作用について

フェブキソスタットの添付文書には消化器症状、肝機能障害、血小板減少などの副作用が記載されているが、アロプリノールと比較すると頻度は低い。高尿酸血症の成人を対象にフェブキソスタットとアロプリノールの副作用や死亡率を評価した報告では、フェブキソスタット群で皮膚有害反応が有意に少なかった[6]。

フェブキソスタットは尿酸値の急激な低下を避けるため、10mg より開始する必要があります。徐々に増量し、痛風関節炎（痛風発作）が起きないように注意しましょう。

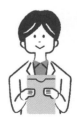

コラム

なぜ、尿酸値を急激に下げると痛風関節炎が起きるのか？

　ここまで記載したとおり、フェブキソスタットは尿酸値を低下させるためには非常に有効な薬剤である。服用方法は1日1回と簡便であるが、尿酸値の急激な低下による痛風発作を避けるため漸増して内服をする必要がある。尿酸値が上昇することで発作が起きることは容易に想像できるが、なぜ尿酸値が低下した際にも発作が起こるのだろうか。

　痛風発作のメカニズムは尿酸塩による結晶誘発性関節炎である。関節腔内に過飽和になった尿酸塩結晶が析出・遊離し、これらに対する免疫反応として関節炎が引き起こされる。尿酸塩結晶の析出・遊離には2つの機序が考えられている。1つは急激な尿酸値の上昇による結晶化の促進であるが、もう1つは高尿酸血症が一定期間持続することにより形成された微小痛風結節から急激な尿酸値の低下によって結晶が脱落することで関節炎が引き起こされると考えられている[1,7]。これらを考慮し内服後の検査値の推移や症状には十分注意する必要がある。

＜参考文献＞
● Drug Information
添付文書 フェブリク錠 10mg・20mg・40mg 2023年1月改訂（第4版）
医薬品インタビューフォーム フェブリク錠 10mg・20mg・40mg 2022年11月改訂（第10版）
1：日本痛風・核酸代謝学会．高尿酸血症・痛風の治療ガイドライン 第3版 2019年改訂 2022年追補版，診断と治療社
2：医薬品インタビューフォーム　フェブリク錠
3：Schumacher HR, Jr., et al. Effects of febuxostat versus allopurinol and placebo in reducingserum urate in subjects with hyperuricemia and gout: a 28-week, phase III, randomized,double-blind, parallel-group trial. Arthritis Rheum. 2008; 59 1540-8.（PMID:18975369）
4：Becker MA, et al. Febuxostat compared with allopurinol in patients with hyperuricemia and gout. N Engl J Med. 2005; 353 2450-61.（PMID:16339094）
5：腎機能別薬剤投与量　POCKET　BOOK　第4版，じほう，2022
6：Cheng-Wei Liu, et al. The net clinical benefits of febuxostat versus allopurinol in patients with gout or asymptomatic hyperuricemia - A systematic review and meta-analysis. Nutr Metab Cardiovasc Dis. 2019 Oct;29（10）:1011-1022.（PMID: 31378626）
7：山中 寿，他：痛風・高尿酸血症の病態と治療，日本内科学会 雑誌 平成11年4月10日　第88巻 第4号：718〜723

エスゾピクロン

Point
- エスゾピクロンは非ベンゾジアゼピン系睡眠薬であり、筋弛緩作用が弱く転倒リスクが少ない
- 入眠障害だけでなく中途覚醒にも有効
- 非ベンゾジアゼピン系薬剤では唯一向精神薬に分類されないため、処方制限がない

Drug Information

代表的な製品名	ルネスタ
剤 形	【錠】1mg、2mg、3mg

警 告	本剤の服用後に、もうろう状態、睡眠随伴症状（夢遊症状等）があらわれることがある。また、入眠までの、あるいは中途覚醒時の出来事を記憶していないことがあるので注意すること
禁 忌	１ 本剤の成分またはゾピクロンに対し過敏症の既往歴のある患者 ２ 重症筋無力症の患者 ３ 急性閉塞隅角緑内障の患者
効能・効果	不眠症
用法・用量	【成人】エスゾピクロンとして1回2mgを就寝前に経口投与。なお、1回3mgを超えないこと 【高齢者】エスゾピクロンとして1回1mgを就寝前に経口投与。なお、1回2mgを超えないこと
重大な副作用	ショック、アナフィラキシー、依存性、呼吸抑制、肝機能障害、精神症状、意識障害、一過性前向性健忘、睡眠随伴症状（夢遊症状等）
相互作用	【併用禁忌】なし 【併用注意】筋弛緩薬、中枢神経抑制剤、アルコール、麻酔時、CYP3A4誘導作用を有する薬剤、CYP3A4阻害作用を有する薬剤

代 謝	肝臓（CYP3A4、CYP2E1）	**排 泄**	糞中および尿中

肝・腎機能別の投与量調整の必要性	【肝機能障害時】高度の肝機能障害のある患者では、1回1mgを投与することとし、患者の状態を観察しながら慎重に投与すること。なお増量する場合には、1回2mgを超えないこと 【腎機能障害時】高度の腎機能障害のある患者では、1回1mgを投与することとし、患者の状態を観察しながら慎重に投与すること。なお増量する場合には、1回2mgを超えないこと

妊婦・授乳婦への投与	【妊婦】治療上の有益性が危険性を上回ると判断される場合にのみ投与すること 【授乳婦】授乳を避けさせること。ヒト母乳中に移行し、新生児に嗜眠を起こすおそれがある

海外での発売状況	米国	自動車運転等の注意	従事させないように注意すること

後発医薬品の有無	あり	OTCの有無	なし

(2023年2月時点)

参考／おもな同種同効薬(非ベンゾジアゼピン系睡眠薬)

成分名	製品名	適応	半減期 (時間)	代謝
ゾルピデム	マイスリー	不眠症(統合失調症及び躁うつ病に伴う不眠症は除く)	2	CYP3A4、2C9、1A2等
ゾピクロン	アモバン	不眠症、麻酔前投薬	4	CYP3A4、2C8

Case 45歳 男性

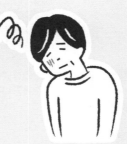

●診断名：不眠症（入眠障害、中途覚醒）
●特記事項：オレキシン受容体遮断薬は悪夢により
中止となった、車の運転をすることがある

処方箋

Rp1. エスゾピクロン 2 mg
1回1錠 1日1回 就寝前 14日分

処方
解説

　「睡眠薬の適正使用・休薬ガイドライン」[1]では、ベンゾジアゼピン系と非ベンゾジアゼピン系睡眠薬との間で短期的効果に大きな差はないが、長期服用時の効果の持続性（耐性不形成）は非ベンゾジアゼピン系睡眠薬でのみ示されていることが紹介されており、この2種間では非ベンゾジアゼピン系睡眠薬が選択される機会が多い。また、不眠症のタイプから、各薬剤の作用時間を考慮して選択することを推奨している。

　Caseではオレキシン受容体遮断薬を副作用により中止しているため、非ベンゾジアゼピン系睡眠薬であるエスゾピクロンが選択されている。エスゾピクロンはほかの非ベンゾジアゼピン系睡眠薬より半減期が長いため、中途覚醒への作用も期待できる。

　睡眠薬は、自動車運転など危険を伴う機会の操作に従事させないように注意することと、添付文書に記載されることがほとんどである。これを踏まえ、医師および薬剤師は患者に注意喚起の説明を徹底しなければならい。しかし、副作用の程度・頻度は個人差があり、睡眠薬を服用している患者が運転を禁じなければいけないほどの医学的根拠がないことと、睡眠薬を服用している患者が運転に従事している実情があることを日本精神神経学会は、「患者の自動車運転に関する精神科医のためのガイドライン」[2]にて指摘している。また、「薬剤の開始時、増量時などに、数日は運転を控え眠気等の様子をみながら運転を再開するよう指示する、その後も適宜必要に応じて注意を促す、といった対応が現実的であろう」と記載されている。

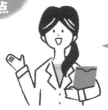

エスゾピクロンは食事摂取下では C_{max} は30％低下し、T_{max} は2.5時間延長します。食事後の内服は避けるように指導しましょう。

●転倒リスクが少ない

非ベンゾジアゼピン系睡眠薬は、ベンゾジアゼピン系睡眠薬に比べ筋弛緩作用が弱く、転倒リスクが少ないため、高齢者に推奨されていた[1]。しかし現在では、オレキシン受容体遮断薬などの筋弛緩作用がほとんどないとされる薬剤があるため、これらの薬剤が使用できない場合の選択肢となる。非ベンゾジアゼピン系睡眠薬のなかでは、ゾルピデムは股関節骨折および外傷性脳損傷のリスク増加に関連するが、エスゾピクロンは関連しなかったとの報告がある[3]。

●中途覚醒にも有効

非ベンゾジアゼピン系睡眠薬はすべて短時間作用型であるが、エスゾピクロンは半減期が5時間と比較的長く、中途覚醒にも有効である。臨床試験において高齢者では半減期が64％延長したと添付文書上に記載されており、少量でも高齢者では中途覚醒に対して効果が望める。

●処方制限がない

2016年にゾピクロンが第三種向精神薬に指定されたことから、エスゾピクロンは非ベンゾジアゼピン系睡眠薬で唯一処方制限のかからない薬剤となった。しかし、依存性に関しては他の非ベンゾジアゼピン系睡眠薬と同等とされているため、漫然とした処方には注意が必要である。

ゾルピデム、ゾピクロンは第三種向精神薬のため、30日分までの処方日数制限がかかります。

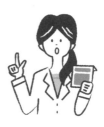

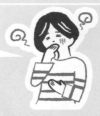

コラム

なぜ、ゾピクロンとエスゾピクロンは起床時に苦みが強いの？

　エスゾピクロンはラセミ体であるゾピクロンから、催眠作用を有するS体のみを精製して開発された製剤である。苦み自体はS体およびR体ともに持ち合わせている。個人差はあるものの、内服から10～15分後には苦みを感じることが多く、起床後にはより強い苦みを感じることが多い。これは体内に吸収されたエスゾピクロンおよびゾピクロンが唾液分泌腺から唾液中に分泌され、味蕾に作用することで苦みを感じると考えられている。つまり、服用直後よりも起床時のほうが口腔内に苦み成分が蓄積されているため、強い苦みを感じると予想される。

　承認時の臨床試験では、ゾピクロンよりもエスゾピクロンのほうが苦み・味覚異常の発現頻度が多い。しかし、ランダム化二重盲検クロスオーバー試験の成績では、真逆の結果が示されている[4]。エスゾピクロンはラセミ体であるゾピクロンと比べ用量が約1/3であり、より苦みが少ないと考えられる。また、臨床的な経験からも納得できる研究結果である。

　苦みに対しては、歯磨きが有効であることが多い。また、服用継続することで苦みに慣れることが多く、1週間ほども継続すれば初回時のような不快感を得ることもない。患者のなかには苦みを感じることで催眠作用が得られていることを実感できるため、苦みを好むこともある。

＜参考文献＞

● Drug Information

添付文書 ルネスタ錠 1mg・2mg・3mg 2022年7月改訂（第1版）
医薬品インタビューフォーム ルネスタ錠 1mg・2mg・3mg 2022年9月改訂（第11版）
1：三島和夫：睡眠薬の適正使用・休薬ガイドライン, じほう, 2014
2：日本精神神経学会. 患者の自動車運転に関する精神科医のためのガイドライン, 2014
3：Sarah E Tom. Nonbenzodiazepine Sedative Hypnotics and Risk of Fall-Related Injury. Sleep, 2016 May 1;39(5):1009-14. (PMID: 26943470)
4：宇田篤史, 他. ゾピクロン錠とエスゾピクロン錠の苦味比較（第2報）—ランダム化二重盲検クロスオーバー試験—. 日本病院薬剤師会雑誌 2016-05, 52 (5), 529-532

不眠症治療薬

スボレキサント

Point
- スボレキサントはオレキシン受容体遮断薬であり、筋弛緩作用やせん妄誘発リスクが少なく、高齢者にも安全に使用できる睡眠薬
- 反跳性不眠を起こさないとされているため、休薬を見据えた処方が可能
- CYP3A阻害剤と相互作用が多いため注意が必要
- 一包化はできない

Drug Information

代表的な製品名	ベルソムラ	剤 形	【錠】10mg、15mg、20mg

禁 忌	**1** 本剤の成分に対し過敏症の既往歴のある患者 **2** CYP3Aを強く阻害する薬剤

効能・効果	不眠症

用法・用量	【成人】スボレキサントとして1日1回 20mgを就寝直前に経口投与する 【高齢者】スボレキサントとして1日1回15 mgを就寝直前に経口投与する

重大な副作用	該当しない

相互作用	【併用禁忌】CYP3Aを強く阻害する薬剤：イトラコナゾール、ポサコナゾール、ボリコナゾール、クラリスロマイシン、リトナビル、ネルフィナビル 【併用注意】アルコール（飲酒）、中枢神経抑制剤（フェノチアジン誘導体、バルビツール酸誘導体等）、ジゴキシン CYP3Aを阻害する薬剤：ジルチアゼム、ベラパミル、フルコナゾール等 CYP3Aを強く誘導する薬剤：リファンピシン、カルバマゼピン、フェニトイン等

代 謝	肝臓（おもにCYP3A、わずかにCYP2C19）	排 泄	糞中および尿中

肝・腎機能別の投与量調整の必要性	【肝機能障害時】重度の肝機能障害のある患者は慎重投与 【腎機能障害時】添付文書上の記載なし

妊婦・授乳婦への投与	【妊婦】治療上の有益性が危険性を上回ると判断される場合にのみ投与すること 【授乳婦】授乳中の婦人にやむを得ず本剤を投与する場合は授乳を中止させること。動物実験（ラット）で乳汁中へ移行することが報告されている

海外での発売状況	米国、オーストラリア	自動車運転等の注意	従事させないように注意すること

後発医薬品の有無	なし	OTCの有無	なし

（2023年3月時点）

成分名	代表的な製品名	併用禁忌		肝機能障害時
レンボレキサント	デエビゴ	なし		重度の肝機能障害のある患者は禁忌

処方例

Case 72歳 女性

●診断名：中途覚醒
●特記事項：大きな手術のための入院を控えている

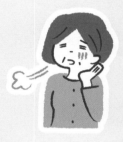

処方箋

Rp1. ベルソムラ 15mg
1回1錠 1日1回 就寝前 30日分

処方解説

　「睡眠薬の適正使用・休薬ガイドライン」[1]では、高齢者の不眠症に対して、非ベンゾジアゼピン系睡眠薬が推奨されている。その理由として、転倒リスクが少ないことがあげられている。同ガイドラインの発行後に発売されたオレキシン受容体遮断薬であるスボレキサントは、その薬理作用から筋弛緩作用をもたないため、臨床現場では第一選択となりえる薬剤である。

　Caseは72歳の高齢者であるため、オレキシン受容体遮断薬であるスボレキサントが選択されていることは妥当である。CYP3Aの強い阻害薬併用時は禁忌に該当するが、CYP3Aの中等度阻害薬併用時は10mg製剤で使用することが可能。今回の症例では併用薬がないため、高齢者用量である15mg製剤で処方されている。

　近年、病院ではせん妄対策が進められており、2020年度診療報酬改定から追加されたせん妄ハイリスク患者ケア加算を算定する病院も増えている。今回の症例では、70歳以上であり全身麻酔を要する手術を予定しているため、せん妄ハイリスク患者ということを考慮する必要がある。ベンゾジアゼピン系睡眠薬はせん妄を誘発・悪化させる可能がある（ママ）ため、避けるべきである。スボレキサントはせん妄を予防する効果[2]も報告されているため、今回の症例に適していると判断できる。

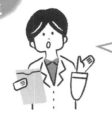

高齢者にも安全に使用できる睡眠薬ですが、相互作用が多いので併用薬を必ず確認しましょう。

●反跳性不眠が起きにくい

第五相試験では、プラセボと比較しても反跳性不眠が起きていないことが報告されている。ベンゾジアゼピン系睡眠薬では、反跳性不眠やその他離脱症状により薬剤の中止が難しい症例もあるため、スボレキサントは出口を見据えた睡眠薬の適正使用の観点から望ましい薬剤といえる。

● CYP3A 阻害薬との相互作用

CYP3A の強い阻害薬との併用は禁忌となっており、禁忌薬剤は添付文書に記載されている。しかし、CYP3A の中等度阻害薬については、添付文書上では一部薬剤例が載っているのみである。インタビューフォーム上では、アプレピタント、シプロフロキサシン、クリゾチニブ、シクロスポリン、エリスロマイシン、フルボキサミン、イマチニブ、トフィソパムなども中等度阻害薬としてあげられているため注意が必要である。

●一包化不可

ベルソムラ錠を高湿度条件下（30℃ /75%RH）にて無包装状態で保管したところ、1 日後より外観の変化（コーティング層のひび割れ）を認めている。服用直前に PTP シートから取り出すことを推奨されているため、一包化はできない。

スボレキサントは、米国の「慢性不眠症治療のガイドライン」[3]では睡眠維持に推奨されており、入眠障害には推奨されていません。入眠障害に対してはレンボレキサントが効果的です。

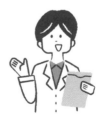

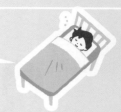

コラム

睡眠作用だけではない!? オレキシン受容体遮断薬の秘めた可能性!

　不眠症に対するオレキシン受容体遮断薬として、本邦ではスボレキサントおよびレンボレキサントが発売されている。米国では 2022 年にダリドレキサントが承認・販売されており、日本でも 2023 年に承認申請予定となっている。そのほかにも開発途中のオレキシン受容体遮断薬があり、さらに選択肢が広がる可能性がある。

　オレキシンは視床下部外側野に存在する神経で産生され、興奮系神経伝達物質として脳内の広域に作用している。オレキシン受容体遮断薬の睡眠作用は、間接的な脳内抑制効果の一つであり、ほかの作用にも期待が高まっている。

　とくにせん妄に対しては、スボレキサントによる予防効果が RCT にて示されている[2]。また、せん妄予防効果の適応追加に関する臨床試験も進められており、承認されれば国内初のせん妄予防効果薬となる可能性がある。

＜参考文献＞

● Drug Information

添付文書 ベルソムラ錠 10mg・15mg・20mg 2021 年 12 月改訂（第 9 版）

医薬品インタビューフォーム ベルソムラ錠 10mg・15mg・20mg 2021 年 12 月改訂（第 10 版）

1：三島和夫：睡眠薬の適正使用・休薬ガイドライン , じほう ,2014

2：Kotaro Hatta. Preventive Effects of Suvorexant on Delirium: A Randomized Placebo-Controlled Trial. J Clin Psychiatry. 2017 Sep/Oct;78(8) : 970-e979 (PMID: 28767209)

3：Michael J. Sateia. Clinical Practice Guideline for the Pharmacologic Treatment of Chronic Insomnia in Adults: An American Academy of Sleep Medicine Clinical Practice Guideline. Journal of Clinical Sleep Medicine. February 15 2017, Volume 13, Issue 02.

精神安定剤

エチゾラム

Point
- エチゾラムは、短時間型ベンゾジアゼピン系薬剤であり抗不安作用と催眠作用を併せもつ
- 高齢者ではせん妄や転倒・骨折リスクに注意である
- 常用量依存が報告されており、どのように中止するかを見据えた処方が望まれる

Drug Information

代表的な製品名	デパス	剤 形	【錠】0.25mg、0.5mg、1mg 【細粒】1%

禁 忌
1. 急性閉塞隅角緑内障の患者
2. 重症筋無力症の患者

効能・効果
1. 神経症における不安・緊張・抑うつ・神経衰弱症状・睡眠障害
2. うつ病における不安・緊張・睡眠障害
3. 心身症(高血圧症、胃・十二指腸潰瘍)における身体症候ならびに不安・緊張・抑うつ・睡眠障害
4. 統合失調症における睡眠障害
5. 頚椎症、腰痛症、筋収縮性頭痛における不安・緊張・抑うつおよび筋緊張

用法・用量
【神経症、うつ病の場合】エチゾラムとして1日3mgを3回に分けて経口投与
【心身症、頚椎症、腰痛症、筋収縮性頭痛の場合】エチゾラムとして1日1.5mgを3回に分けて経口投与
【睡眠障害に用いる場合】エチゾラムとして1日1～3mgを就寝前に1回経口投与

重大な副作用
依存性、呼吸抑制、炭酸ガスナルコーシス、悪性症候群、横紋筋融解症、間質性肺炎、肝機能障害、黄疸

相互作用
【併用禁忌】なし
【併用注意】中枢神経抑制剤、MAO阻害薬、フルボキサミンマレイン酸塩、アルコール

代 謝	肝臓(CYP2C9、CYP3A4)	排 泄	糞中および尿中

肝・腎機能別の投与量調整の必要性
【肝機能障害時】添付文書上の記載なし
【腎機能障害時】添付文書上の記載なし

妊婦・授乳婦への投与	【妊婦】治療上の有益性が危険性を上回ると判断される場合にのみ投与すること 【授乳婦】授乳婦への投与は避けることが望ましいが、やむを得ず投与する場合は授乳を避けさせること

海外での発売状況	イタリア、韓国	自動車運転等の注意	従事させないように注意すること

後発医薬品の有無	あり	OTCの有無	なし

(2023年3月時点)

参考／おもな同種同効薬（ベンゾジアゼピン系抗不安薬）[1]

成分名	代表的な製品名	作用時間	T_{max}（時間）	$T_{1/2}$（時間）	作用特性			
					抗不安	催眠	筋弛緩	抗痙攣
エチゾラム	デパス	短時間	3	6	3+	3+	2+	−
クロチアゼパム	リーゼ		1	6.3	2+	1+	1+	1+
アルプラゾラム	ソラナックス、コンスタン	中時間	2	14	2+	2+	1+	−
ブロマゼパム	レキソタン		1	8-19	3+	2+	3+	3+
ロラゼパム	ワイパックス		2	12	3+	2+	1+	−
ジアゼパム	セルシン、ホリゾン	長時間	1	27-28	2+	3+	3+	3+
ロフラゼプ酸エチル	メイラックス	超長時間	0.8	122	2+	1+	1+	2+

処方例

Case 24歳 女性

●診断名：社会不安障害、全般性不安障害
●特記事項：会議などで発言する際に強い恐怖を感じる。最近は明確な理由もなく不安が継続することから、肩こり・頭痛や入眠障害が生じている

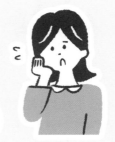

処方箋

Rp1. エスシタロプラム錠 10mg 　　1回1錠 夕食後
Rp2. エチゾラム錠 0.25mg 　　1回1錠 不安時

処方解説

　「社交不安症の診療ガイドライン」[2]では第一選択薬としては、SSRIが推奨されている。本邦で社会不安障害に対して適応有しているSSRIはフルボキサミン、パロキセチン、エスシタロプラムの3剤が存在している。Caseではエスシタロプラムが選択されている。

　ベンゾジアゼピン系抗不安薬については、クロナゼパムに対するRCTとブロマゼパムに対するRCTのメタ解析で高い有効性が示されているものの、いずれも小規模なRCTとなっている[3,4]。実臨床ではSSRIの効果発現までの間にベンゾジアゼピン系抗不安薬が使用されることが多い[5]。Caseでは会議などの仕事時に症状が強く生じているため、即効性があり半減期の短いエチゾラムが選択されている。また、肩こりや頭痛、入眠障害などの随伴症状もあるため、エチゾラムの筋弛緩作用や催眠作用が期待できる。

　エチゾラムは海外で販売国が少なく、「WFSBPガイドライン」[6]では不安障害に対する推奨薬物治療としてあげられていないが、半減期の短さやその作用特性から本邦では処方されることが多い。しかし、長期服用に関しては依存性・耐性の問題もある。SSRIの効果が得られ始めた段階で、漸減を検討していくことが重要である。

● SSRIとは？

　SSRIとは「Selective Serotonin Reuptake Inhibitor（選択的セロトニン再取り込み阻害薬）」の略称で、うつ病や不安障害に対して使用される薬剤。細胞間隙においてセロトニンの再取り込みを阻害することにより、セロトニン濃度を高めることで抗うつ作用や抗不安作用を発揮する。

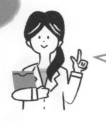

ベンゾジアゼピン系薬剤を漸減する場合は、2〜4週間毎に服用量の25%ずつ減量する方法が推奨されています。

●抗不安作用および催眠作用の両方をもつ[1]

ベンゾジアゼピン系薬剤はGABA$_A$受容体のαとγサブユニットの境界領域に結合し、作用を発揮する。とくに、αサブユニットの関与により薬理作用が異なる。α$_1$サブユニットは鎮静・催眠作用に関与し、α$_2$とα$_3$は抗不安作用・筋弛緩作用に関わるといわれている。ベンゾジアゼピン系抗不安薬は受容体への結合力によって力価が分かれているが、各薬剤の用量が調整されているため、抗不安作用の強さに大差はないと考えられている。エチゾラムはα$_1$サブユニットへの結合力も強くもち、半減期も短いため睡眠導入作用を目的に使用できることが特徴である。

●高齢者のせん妄・転倒リスクに注意

「高齢者の安全な薬物療法ガイドライン2015」[7]は、ベンゾジアゼピン系睡眠薬・抗不安薬はせん妄や転倒・骨折リスクが増加するため、高齢者では可能な限り使用を控えることを推奨している。また、2020年度診療報酬改定から追加されたせん妄ハイリスクケア加算でも、せん妄ハイリスクの一例としてベンゾジアゼピン系薬剤があげられている。エチゾラムもα$_2$およびα$_3$サブユニットによる筋弛緩作用、また抗コリン作用によるせん妄リスクを併せもつことから注意が必要である。

●常用量（治療薬）依存が報告されている[8]

ベンゾジアゼピン系薬剤を臨床用量範囲内で長期間にわたって継続的に使用することによって、服用を急に中止すると、症状の再燃や中止後発現症状（不安、落ち着きのなさ、集中力の低下、いらいら感、不眠、ふるえなど）が生じるため、容易に中断できず、依存状態になる現象である。6カ月以上の長期使用には注意が必要である。

ベンゾジアゼピン系薬剤を内服している患者さんが「まぶたがピクピクする」と訴えることがあります。ベンゾジアゼピン系薬剤を長期間服用することで、眼瞼痙攣を起こすことがあります。エチゾラムでの報告も多いです。眼瞼痙攣がある場合には、急な中止ではなく、漸減しましょう。

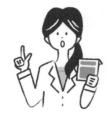

コラム

なぜ、26年間もエチゾラムは向精神薬として規制されなかったのか？

　1990年に「麻薬および向精神薬の不正取引の防止に関する国際連合条約」を批准し、当時の麻薬取締法が麻薬および向精神薬取締法へ改正され、わが国でも向精神薬が取締対象となった。その後、2016年にエチゾラムは第三種向精神薬に指定されたが、この26年間、エチゾラムが規制されなかったのはなぜだろうか。

　理由の一つに、海外でのエチゾラムの認知度が低かったことがあげられる。1990年当時、エチゾラムが発売されていたのは日本を含めた数カ国だけだった。日本の規制区分・対象は国際連合条約を参考にしており、国際連合条約ではその認知度の低さからエチゾラムは対象とされていなかったのである。「全国の精神科医療施設における薬物関連精神疾患の実態調査」によって、エチゾラムの乱用の実態が明らかにされ、データが蓄積されたことにより2016年に向精神薬に指定されるに至った。

　この26年間はほかのベンゾジアゼピン系薬剤で処方日数制限がかかるなか、エチゾラムのみ制限がかからないため、安易に処方できる抗不安薬・睡眠薬としての認識が広がってしまった。その薬理作用・半減期から現在でも処方される機会のある薬剤ではあるが、そのリスクを踏まえた服薬指導・モニタリングが望まれる。

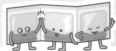

＜参考文献＞

● Drug Information

添付文書 デパス錠0.25mg・0.5mg・1mg、デパス細粒1% 2019年9月改訂（第26版）
医薬品インタビューフォーム アデパス錠0.25mg・0.5mg・1mg、デパス細粒1% 2019年9月改訂（第18版）
1：臨床精神神経薬理学テキスト改訂第3版, 星和書店,2014
2：日本不安症学会/日本神経精神薬理学会. 社交不安症の診療ガイドライン第1版,2021
3：Davidson J.R. Treatment of social phobia with clonazepam and placebo. J Clin Psychopharmacol, 1993 13（6）: p. 423-8.（PMID: 8120156）
4：Versiani, M. Double-blind placebo controlled trial with bromazepam in social phobia. Jornal Brasileiro de Psiquiatria, 1997. 46: p. 167-71
5：Roy-Byrne, P. Treatment in nonresponsive patients with social anxiety: back to the future with benzodiazepines. Am J Psychiatry, 2014. 171（1）: p. 1-4.（PMID: 24399419）
6：Borwin Bandelow. World Federation of Societies of Biological Psychiatry（WFSBP）guidelines for treatment of anxiety, obsessive-compulsive and posttraumatic stress disorders - Version 3. Part II: OCD and PTSD, 2023 Feb;24（2）: 118-134.（PMID: 35900217）
7：日本老年医学会. 高齢者の安全な薬物療法ガイドライン2015, メジカルビュー社,2015
8：厚生労働省. 重篤副作用疾患別対応マニュアル ベンゾジアゼピン受容体作動薬の治療薬依存,2021

エスシタロプラムシュウ酸塩

Point

- エスシタロプラムシュウ酸塩（以下、エスシタロプラム）は1日1回服用の抗うつ薬であり、選択的セロトニン再取り込み阻害剤（SSRI）に分類される
- 服薬初期には副作用が発現しやすく、服薬の自己中断につながりやすい
- 24歳以下の患者で自殺念慮、自殺企図のリスクが増加するとの報告がある

Drug Information

代表的な製品名	レクサプロ	剤 形	【錠・OD錠】10mg、20mg

禁 忌

1. 本剤の成分に対し過敏症の既往歴のある患者
2. モノアミン酸化酵素（MAO）阻害剤（セレギリン塩酸塩、ラサギリンメシル酸塩、サフィナミドメシル酸塩）を投与中あるいは投与中止後14日間以内の患者
3. ピモジドを投与中の患者
4. QT延長のある患者（先天性QT延長症候群等）

効能・効果

❶うつ病・うつ状態
❷社会不安障害

用法・用量

エスシタロプラムとして1回10mgを1日1回経口投与（夕食後）。増量は1週間の間隔をあけて行い、1日最高用量は20mgを超えないこと

重大な副作用

痙攣、抗利尿ホルモン不適合分泌症候群（SIADH）、セロトニン症候群、QT延長、心室頻拍

相互作用

【併用禁忌】モノアミン酸化酵素（MAO）阻害剤（セレギリン塩酸塩、ラサギリンメシル酸塩、サフィナミドメシル酸塩）、ピモジド
【併用注意】セロトニン作用薬（トリプタン系薬剤、選択的セロトニン再取り込み阻害剤、セロトニン前駆物質含有製剤または食品等、トラマドール塩酸塩、リネゾリド、炭酸リチウム、セイヨウオトギリソウ含有食品）、メチルチオニニウム塩化物水和物（メチレンブルー）、三環系抗うつ剤（イミプラミン塩酸塩、クロミプラミン塩酸塩、ノルトリプチリン塩酸塩）、フェノチアジン系抗精神病剤、リスペリドン、ブチロフェノン系抗精神病剤（ハロペリドール）、抗不整脈剤（フレカイニド酢酸塩、プロパフェノン塩酸塩）、β遮断剤（メトプロロール酒石酸塩）、シメチジン、オメプラゾール、ランソプラゾール、チクロピジン塩酸塩、ワルファリンカリウム、出血傾向が増強する薬剤（非定型抗精神病剤、フェノチアジン系抗精神病剤、三環系抗うつ剤、アスピリン等の非ステロイド系抗炎症剤、ワルファリンカリウム等）、アルコール（飲酒）、QT延長を起こすことが知られている薬剤

代 謝	肝臓		**排 泄**	尿中

肝・腎機能別の投与量調整の必要性
【肝機能障害時】肝機能障害患者では本剤の血中濃度が上昇し、QT延長等の副作用が発現しやすいおそれがあるため、10mgを上限とすることが望ましい
【腎機能障害時】添付文書上の記載なし

妊婦・授乳婦への投与
【妊婦】治療上の有益性が危険性を上回ると判断される場合にのみ投与すること
【授乳婦】治療上の有益性および母乳栄養の有益性を考慮し、授乳の継続または中止を検討すること。ヒト母乳中へ移行することが報告されている

海外での発売状況 米国および欧州各国を含む98カ国

自動車運転等の注意 眠気、めまい等があらわれることがあるので、本剤投与中の患者には、自動車の運転等危険を伴う機械を操作する際には十分注意させること

後発医薬品の有無 あり　　**OTCの有無** なし

(2023年2月時点)

参考／おもな同種同効薬(抗うつ薬)

分類	成分名	代表的な製品名	用法・用量
選択的セロトニン再取り込み阻害剤(SSRI)	塩酸セルトラリン	ジェイゾロフト	1日1回　経口投与
選択的セロトニン再取り込み阻害剤(SSRI)	パロキセチン塩酸塩	パキシル	1日1回　経口投与(夕食後)
選択的セロトニン再取り込み阻害剤(SSRI)	フルボキサミンマレイン酸塩	デプロメール	1日2回　経口投与
セロトニン・ノルアドレナリン再取り込み阻害剤(SNRI)	デュロキセチン塩酸塩	サインバルタ	1日1回　経口投与(朝食後)
ノルアドレナリン・セロトニン作動性抗うつ剤(NaSSA)	ミルタザピン	リフレックス	1日1回　経口投与(就寝前)

Case 40歳 男性

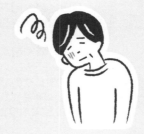

- ●診断名：うつ病（初発）
- ●特記事項：なし

処方箋

Rp1. エスシタロプラム錠 10mg
1回1錠 1日1回 夕食後 14日分

処方解説

「日本うつ病学会治療ガイドライン」[1]では、軽症うつ病および中等症・重症うつ病に対して、SSRIを含む新規抗うつ薬での治療が推奨されている。ただし、どの薬剤を選択すべきかといった検討はこれまでに十分行われていない。2018年に報告されたメタ解析の結果では、SSRIのなかでエスシタロプラムはほかの抗うつ薬に比べて有効性や忍容性に優れているという報告がある[2]。また、抗うつ薬は単剤で使用し、多剤併用を行わないことが基本とされている。

Caseは初発のうつ病に対しエスシタロプラムが処方されており、ガイドラインやメタ解析の結果を踏まえてもエスシタロプラム単剤の処方は妥当である。投与量も10mgと初期投与量であり、問題ないと判断できる。エスシタロプラムは、24歳以下の患者で、自殺念慮、自殺企図のリスクが増加するとの報告があり、患者の年齢にも注意が必要である。

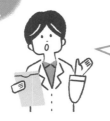

SSRI は効果の発現に時間がかかり、すぐに効果を実感できない反面、副作用はすぐに発現するため自己判断で服薬が中止されやすい薬剤です。患者さんが治療継続できるような服薬指導を行いましょう。

●効果発現のタイミング

抗うつ薬は効果発現まで数週間を要するといわれており、その間に治療から脱落することを防がなくてはならない。「日本うつ病学会治療ガイドライン」[1]では、抗うつ薬の効果をある程度確実に判定するためには、可能な限り 8 週間程度は様子をみることが望ましいとされている。

●副作用

エスシタロプラムの副作用は、Drug Information に示したもの以外に、傾眠、浮動性めまい、頭痛、悪心、口渇などさまざまなものがある。なかでも悪心・嘔吐・下痢などの消化器症状は、エスシタロプラムがセロトニン神経系に対して賦活的に作用するため発現する。消化器症状は服薬初期に発現しやすく、服薬継続により治まることが多い。悪心・嘔吐には制吐剤の使用も有効である。

●アクチベーション症候群への注意

「日本うつ病学会治療ガイドライン」[1]では、抗うつ薬の開始にあたってアクチベーション症候群について注意喚起されており、アクチベーション症候群をきたした症例において、自殺関連行動や他害行為などが報告されている。これらの症状の増悪が観察された場合には、服薬量を増量せず、徐々に減量し、中止するなど適切な処置を行うよう添付文書に記載されている。

アクチベーション症候群とは、焦燥感や不安感の増大、不眠、パニック発作、アカシジア、敵意・易刺激性・衝動性の亢進、躁・軽躁状態などの出現する状態のことです[1]。

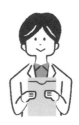

エスシタロプラムの開発の経緯は？

　エスシタロプラムはもともとデンマークで開発された薬剤であるシタロプラムの鏡像異性体のうち、Ｓ型だけを取り出したものである。Ｓ型はセロトニン再取り込みを阻害する作用を有するが、Ｒ型はＳ型と比較してセロトニン再取り込み阻害作用が弱く、Ｓ型とＲ型が混在している状態ではセロトニン再取り込み阻害率が低下してしまう。そのため、Ｓ型だけを取り出し薬理作用を高めたものがエスシタロプラムである[3]。

　シタロプラムは国内未発売の薬剤であり、海外ではセレクサなどの名称で発売されている。エスシタロプラムの製品名であるレクサプロという名称は、セレクサ（CELEXA）と、うつ病治療の新しいステージへの前進を意味する「PROCEED」を組み合わせて命名されたものである[4]。

＜参考文献＞
● Drug Information
添付文書 レクサプロ錠 10mg・20mg 2021 年 1 月改訂（第 3 版）
医薬品インタビューフォーム レクサプロ錠 10mg・20mg 2021 年 1 月改訂（第 11 版）
1：日本うつ病学会 . 日本うつ病学会治療ガイドライン Ⅱ 大うつ病性障害 ,2016
2：Andrea Cipriani, et al. Comparative efficacy and acceptability of 21 antidepressant drugs for the acute treatment of adults with major depressive disorder: a systematic review and network meta-analysis. Lancet. 2018. Apr 7; 391（10128）: 1357-1366. PMID:29477251
3：姫井昭男：精神科の薬がわかる本 , 医学書院 ,2019
4：医薬品インタビューフォーム レクサプロ錠

統合失調症治療薬

アリピプラゾール

Point

- ●アリピプラゾールは1日1回または2回服用の第2世代抗精神病薬であり、ドパミン部分作動薬（DSS）に分類される薬剤である
- ●アリピプラゾール開始初期にアカシジアが起こりやすいため、注意が必要である
- ●錠剤のほかに、口腔内崩壊錠、細粒、液剤、筋肉注射剤などさまざまな剤形を有する

Drug Information

代表的な製品名	エビリファイ	剤　形	【錠】1mg、3mg、6mg、12mg 【OD錠】3mg、6mg、12mg、24mg 【散】1％　【内用液】0.1％ 【筋注】300mg、400mg

警　告

① 糖尿病性ケトアシドーシス、糖尿病性昏睡等の死亡に至ることもある重大な副作用が発現するおそれがあるので、本剤投与中は高血糖の徴候・症状に注意すること。特に、糖尿病またはその既往歴もしくはその危険因子を有する患者には、治療上の有益性が危険性を上回ると判断される場合のみ投与することとし、投与にあたっては、血糖値の測定等の観察を十分に行うこと

② 投与にあたっては、あらかじめ上記副作用が発現する場合があることを患者およびその家族に十分に説明し、口渇、多飲、多尿、頻尿、多食、脱力感等の異常に注意し、このような症状があらわれた場合には、ただちに投与を中断し、医師の診察を受けるよう、指導すること

禁　忌

1 昏睡状態の患者
2 バルビツール酸誘導体・麻酔剤等の中枢神経抑制剤の強い影響下にある患者
3 アドレナリンを投与中の患者（アドレナリンをアナフィラキシーの救急治療に使用する場合を除く）
4 本剤の成分に対し過敏症の既往歴のある患者

効能・効果

①統合失調症　②双極性障害における躁症状の改善　③うつ病・うつ状態（既存の治療で十分な効果が認められない場合に限る）　④小児期の自閉スペクトラム症に伴う易刺激性

用法・用量

【統合失調症】アリピプラゾールとして1日6〜12mgを開始用量、1日6〜24mgを維持用量として1日1回または2回経口投与。1日量は30mgを超えないこと
【双極性障害における躁状態の改善】アリピプラゾールとして1日12〜24mgを1日1回経口投与。開始用量は24mgとし、1日量は30mgを超えないこと
【うつ病・うつ状態（既存の治療で十分な効果が認められない場合に限る）】アリピプラゾールとして1日3mgを1日1回経口投与。増量幅は1日量として3mgとし、1日量は15mgを超えないこと
【小児期の自閉スペクトラム症に伴う易刺激性】アリピプラゾールとして1日1mgを開始用量、1日1〜15mgを維持用量とし1日1回経口投与。増量幅は1日量として最大3mgとし、1日量は15mgを超えないこと

重大な副作用	悪性症候群、遅発性ジスキネジア、麻痺性イレウス、アナフィラキシー、横紋筋融解症、糖尿病性ケトアシドーシス、糖尿病性昏睡、低血糖、痙攣、無顆粒球症、白血球減少、肺塞栓症、深部静脈血栓症、肝機能障害
相互作用	【併用禁忌】アドレナリン(アナフィラキシーの救急治療に使用する場合を除く)、ボスミン 【併用注意】中枢神経抑制剤(バルビツール酸誘導体、麻酔剤等)、降圧剤、抗コリン作用を有する薬剤、ドパミン作動薬(レボドパ製剤)、アルコール、CYP2D6阻害作用を有する薬剤(キニジン、パロキセチン等)、CYP3A4阻害作用を有する薬剤(イトラコナゾール、クラリスロマイシン等)、CYP3A4誘導作用を有する薬剤(カルバマゼピン、リファンピシン等)

代　謝	肝臓	排　泄	糞中および尿中

肝・腎機能別の投与量調整の必要性	【肝機能障害時】添付文書上の記載なし 【腎機能障害時】添付文書上の記載なし

妊婦・授乳婦への投与	【妊婦】治療上の有益性が危険性を上回ると判断される場合にのみ投与すること。妊娠後期に抗精神病薬が投与されている場合、新生児に哺乳障害、傾眠、呼吸障害、振戦、筋緊張低下、易刺激性等の離脱症状や錐体外路症状があらわれたとの報告がある。なお、本剤の臨床試験において流産の報告がある 【授乳婦】治療上の有益性及び母乳栄養の有益性を考慮し、授乳の継続または中止を検討すること。ヒトで乳汁中へ移行が認められている

海外での発売状況	米国および欧州各国を含む50カ国以上

自動車運転等の注意	眠気、注意力・集中力・反射運動能力等の低下が起こることがあるので、本剤投与中の患者には自動車の運転等危険を伴う機械の操作に従事させないよう注意すること

後発医薬品の有無	あり	OTCの有無	なし

(2023 年 2 月時点)

参考／おもな同種同効薬（第2世代抗精神病薬）

分類	成分名	代表的な製品名	用法・用量
セロトニン・ドパミン遮断薬（SDA）	リスペリドン	リスパダール	1日2回　経口投与（朝、就寝前）
多元受容体標的化抗精神病薬（MARTA）	オランザピン	ジプレキサ	1日1回 経口投与（就寝前）
多元受容体標的化抗精神病薬（MARTA）	クエチアピン	セロクエル	1日2～3回　経口投与
セロトニン・ドパミンアクティビティ・モジュレーター（SDAM）	ブレクスピプラゾール	レキサルティ	1日1回　経口投与

処方例

Case 60歳 男性

- ●診断名：統合失調症
- ●特記事項：糖尿病の既往歴あり

処方箋

Rp1. アリピプラゾール錠3mg
1回2錠 1日1回 朝食後 14日分

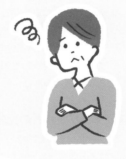

 処方解説

　「統合失調症薬物治療ガイドライン（第5版）」[1]では、統合失調症における治療は、薬物治療と非薬物治療を包括的に行うことであると記載されている。抗精神病薬間の使い分けに関しては、初発精神病性障害において再発率や副作用による脱落率の低さから、第1世代抗精神病薬より第2世代抗精神病薬が推奨されている。第2世代抗精神病薬間での比較に関して十分なエビデンスがないため、第2世代抗精神病薬間の選択においては特定の薬剤の推奨はされていない。しかし、第2世代抗精神病薬においても錐体外路症状の発現が見られ、体重増加や糖尿病ケトアシドーシスなどの代謝系に影響を及ぼす新たな副作用の発現もみられているため、従来の第2世代抗精神病薬とは作用機序の異なるアリピプラゾールが開発された。

　Caseは統合失調症に対しアリピプラゾールが処方されているが、アリピプラゾールの開始初期はアカシジアなどの副作用が起こる可能性があるため、服薬指導の際に副作用モニタリングが必要である。また、本患者は糖尿病の既往歴があり、糖尿病が禁忌とされていないアリピプラゾールの選択は妥当である。アリピプラゾールの添付文書には、警

告欄に治療上の有益性が危険性を上回ると判断される場合のみ投与することと記載があるが、「モーズレイ処方ガイドライン（第14版）」[2]では、アリピプラゾールはグルコースの恒常性に影響しないことが示唆されており、耐糖能異常のリスクはごくわずかであると記載されている。

特徴 注意点

アリピプラゾールは錠剤のほかに、口腔内崩壊錠、細粒、液剤、筋肉注射剤などさまざまな剤形を有しているため、高齢者や嚥下機能が低下した患者さんにも使用しやすい薬剤です。

●アカシジア

アリピプラゾールの代表的な副作用として、アカシジアがあげられる。アカシジアとは静座不能症と訳され、座ったままでじっとしていられず、ソワソワと動き回るという特徴を有する症状である[3]。アリピプラゾールはほかの第2世代抗精神病薬と比較して、アカシジアの発現頻度が高いことが知られている。アカシジアを発現した患者の多くが、アリピプラゾール開始3週間以内にアカシジアを発現していたという報告もあり、特に内服開始初期には注意が必要な副作用である[4,5]。

●ブレクスピプラゾールとの比較

ブレクスピプラゾールはアリピプラゾールと比べて、セロトニン系の作用が強力であること、ドパミンD$_2$受容体に対する固有活性が低い部分アゴニストであることが特徴としてあげられ、薬理学的な特性から体重増加や代謝系副作用、錐体外路症状の軽減ができる薬剤である[6]。アカシジアが原因でアリピプラゾールが内服困難な場合は、ブレクスピプラゾールに変更することも選択肢の一つである。

●糖尿病患者への投与

アリピプラゾールの糖尿病患者への投与については上述のとおりであるが、服薬指導の際は高血糖の徴候・症状について注意するよう患者に説明することが望ましい。

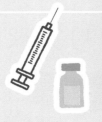

コラム

アリピプラゾールの 持続性注射剤って何？

　アリピプラゾールの持続性注射剤にはエビリファイ持続性水懸筋注用があり、４週に１回の投与が必要な薬剤である。統合失調症は慢性の経過をとることが多く、急性期症状に対する治療だけではなく、症状が寛解した状態を維持することが重要となっている。一方、症状の再発を防ぐためには、特に薬物治療を継続することが必要だが、病識の欠如や認知機能障害などの問題があり、服薬アドヒアランスの維持は困難である。服薬アドヒアランスが低下した場合や薬物治療を中止した場合では、再発の割合が高くなることが指摘されており、服薬アドヒアランス向上目的に開発された製剤である[7]。初回投与後、徐々に血中濃度が上昇するため、初回投与後２週間は経口アリピプラゾール製剤の併用が必要になる。

　また、アリピプラゾール２カ月持続性注射剤の新薬承認申請が2023年4月に米国FDAで承認され、米国で初めての２カ月投与型の抗精神病薬持続性注射剤となった。なお、日本では承認外である[8]。

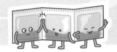

＜参考文献＞

● Drug Information

添付文書 エビリファイ錠 1mg・3mg・6mg・12mg, エビリファイ散 1% 2022年1月改訂（第2版）
医薬品インタビューフォーム　エビリファイ錠 1mg・3mg・6mg・12mg, エビリファイ OD 錠 3mg・6mg・12mg・24mg, エビリファイ散 1%, エビリファイ内用液 0.1% 2022年6月改訂（第26版）

1：日本神経精神薬理学会／日本臨床精神神経薬理学会. 統合失調症薬物治療ガイドライン 2022, 医学書院, 2022

2：モーズレイ処方ガイドライン第14版, https://www.cnsinfo.jp/var/07/index.html（アクセス：2023年3月3日）

3：厚生労働省. 重篤副作用疾患別対応マニュアル アカシジア（平成22年3月）

4：白濱雅史ほか. アリピプラゾールによる急性アカシジア発現のリスク因子に関する臨床調査. 医療薬学, 2020; 46（8）：414‐420

5：Kerwin R, Millet B, Herman E, Banki CM, Lublin H, Pans M, Hanssens L, L'Italien G, McQuade RD, Beuzen JN: A multicentre, randomized, naturalistic, open-label study between aripiprazole and standard of care in the management of community-treated schizophrenic patients Schizophrenia Trial of Aripiprazole: (STAR) study. Eur Psychiatry. 22（7）:433-443（2007）,（PMID：17555947）

6：医薬品インタビューフォーム レキサルティ錠 1mg・2mg, レキサルティ OD 錠 0.5mg・1mg・2mg, 2022年10月改訂（第8版）

7：エビリファイ持続性水懸筋注用 適正使用ガイド

8：大塚製薬, https://www.otsuka.co.jp（アクセス：2023年3月3日）

リスペリドン

Point

- リスペリドンは1日2回服用の第2世代抗精神病薬であり、セロトニン・ドパミン拮抗薬（SDA）に分類される薬剤である
- リスペリドンは食事による影響を受けないため空腹時の服用が可能であるが、内用液と一部飲料との飲み合わせには注意が必要である
- 錠剤のほかに、口腔内崩壊錠、散剤、液剤、持効性注射剤などさまざまな剤形を有する

Drug Information

代表的な製品名	リスパダール

剤形
【錠】1mg、2mg、3mg
【OD錠】0.5mg、1mg、2mg、3mg
【細粒】1％ 【内用液】1mg/mL
【筋注】25mg、37.5mg、50mg

禁忌
1. 昏睡状態の患者
2. バルビツール酸誘導体等の中枢神経抑制剤の強い影響下にある患者
3. アドレナリンを投与中の患者（アドレナリンをアナフィラキシーの救急治療に使用する場合を除く）
4. 本剤の成分およびパリペリドンに対し過敏症の既往歴のある患者

効能・効果
❶統合失調症
❷小児期の自閉スペクトラム症に伴う易刺激性

用法・用量
【統合失調症】リスペリドンとして1回1mgを開始用量、1日2～6mgを維持用量として1日2回経口投与。1日量は12mgを超えないこと
【小児期の自閉スペクトラム症に伴う易刺激性】体重15kg以上20kg未満の患者にはリスペリドンとして1回0.25mgを1日1回より開始し、4日目より1日0.5mgを1日2回経口投与。1日量は1mgを超えないこと。体重20kg以上の患者にはリスペリドンとして1回0.5mgを1日1回より開始し、4日目より1日1mgを1日2回経口投与。1日量は体重20kg以上45kg未満の場合は2.5mg、体重45kg以上の場合は3mgを超えないこと

重大な副作用
悪性症候群、遅発性ジスキネジア、麻痺性イレウス、抗利尿ホルモン不適合分泌症候群（SIADH）、肝機能障害、黄疸、横紋筋融解症、不整脈、脳血管障害、高血糖、糖尿病性ケトアシドーシス、糖尿病性昏睡、低血糖、無顆粒球症、白血球減少、肺塞栓症、深部静脈血栓症、持続勃起症

相互作用	【併用禁忌】アドレナリン(アナフィラキシーの救急治療に使用する場合を除く)、ボスミン

【併用注意】中枢神経抑制剤(バルビツール酸誘導体等)、ドパミン作動薬、降圧薬、アルコール、CYP2D6を阻害する薬剤(パロキセチン等)、CYP3A4を誘導する薬剤(カルバマゼピン、フェニトイン、リファンピシン、フェノバルビタール)、CYP3A4を阻害する薬剤(イトラコナゾール等)、QT延長を起こすことが知られている薬剤

代　謝	おもに肝臓		排　泄	糞中および尿中

肝・腎機能別の 投与量調整の必要性	【肝機能障害時】添付文書上の記載なし 【腎機能障害時】添付文書上の記載なし

妊婦・授乳 婦への投与	【妊婦】治療上の有益性が危険性を上回ると判断される場合にのみ投与すること。妊娠後期に抗精神病薬が投与されている場合、新生児に哺乳障害、傾眠、呼吸障害、振戦、筋緊張低下、易刺激性等の離脱症状や錐体外路症状があらわれたとの報告がある 【授乳婦】治療上の有益性および母乳栄養の有益性を考慮し、授乳の継続または中止を検討すること。ヒトで乳汁移行が認められている

海外での発売状況	米国および欧州各国を含む100カ国以上

自動車運転等の注意	眠気、注意力・集中力・反射運動能力等の低下が起こることがあるので、本剤投与中の患者には自動車の運転等危険を伴う機械の操作に従事させないよう注意すること

後発医薬品の有無	あり		OTCの有無	なし

(2023年2月時点)

参考／おもな同種同効薬（第2世代抗精神病薬・SDA）

成分名	代表的な製品名	用法	剤形
パリペリドン	インヴェガ	1日1回　経口投与（朝食後）	錠剤、持効性注射剤
ブロナンセリン	ロナセン	1日2回　経口投与（食後）	錠剤、散剤、テープ剤
ペロスピロン塩酸塩水和物	ルーラン	1日3回　経口投与（食後）	錠剤
ルラシドン塩酸塩	ラツーダ	1日1回　経口投与（食後）	錠剤

処方例

Case　30歳　女性

- ●診断名：統合失調症
- ●特記事項：生活リズムが不規則

処方箋

Rp1. リスペリドン錠2mg
　　1回1錠　1日2回　朝・夕食後　30日分

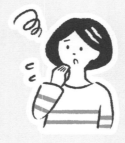

処方解説

　「統合失調症薬物治療ガイドライン（第5版）」[1] では、統合失調症における治療は、薬物治療と非薬物治療を包括的に行うことであると記載されている。抗精神病薬間の使い分けに関しては、アリピプラゾール（P169）参照。

　Caseは統合失調症に対しリスペリドンが処方されているが、生活リズムが不規則であり、SDAのなかでも食事の影響を受けにくいリスペリドンの選択は妥当であろう。本患者は女性であり、リスペリドンの服薬による高プロラクチン血症（無月経や乳汁分泌など）が発現していないかについても確認が必要である。

●高プロラクチン血症とは？

　血中のプロラクチン（下垂体より分泌されるホルモン）が上昇している状態である。主症候は、女性では月経不順・無月経、不妊、乳汁分泌、頭痛、視力視野障害、男性では性欲低下、インポテンス、女性化乳房、乳汁分泌、頭痛、視力視野障害などがあげられる。下垂体病変や視床下部・下垂体茎病変、薬剤服用（ドパミン受容体拮抗薬、ドパミン合成阻害薬、降圧薬、H_2受容体拮抗薬、エストロゲン製剤、抗精神病薬、抗うつ薬、抗てんかん薬、麻薬など）、原発性甲状腺機能低下症、マクロプロラクチン血症などが原因で引き起こされる[2]。

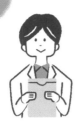

**特徴
注意点**

> リスペリドンは錠剤のほかに、口腔内崩壊錠、散剤、液剤、持効性注射剤などさまざまな剤形を有しているため、高齢者や嚥下機能が低下した患者さん、アドヒアランスが低下した患者にも使用しやすい薬剤です。

●高プロラクチン血症

リスペリドンはほかの第2世代抗精神病薬と比べてプロラクチン値を上昇させる作用があり、とくに女性へ処方する場合は、無月経や乳汁分泌の可能性を説明するべきである。高プロラクチン血症による性機能障害は、患者にとっては医療者に申し出にくい副作用であり、アドヒアランスの低下につながる可能性がある。第2世代抗精神病薬のなかで、リスペリドンはほかの抗精神病薬よりも血液脳関門を通過しにくいことがわかっており、血液脳関門外にある下垂体に影響しやすいため、例外的に高プロラクチン血症を引き起こしやすいと考えられている[3]。

●食事の影響

リスペリドンを除くSDA（パリペリドン、ブロナンセリン、ペロスピロン、ルラシドン）はいずれも、空腹時に服用すると血中濃度が低下してしまうため、食後に服薬するよう添付文書に記載がある。リスペリドンは食事の影響を受けないため、本患者のように生活リズムが不規則な場合でも血中濃度を維持することができると考えられる。

●同効薬 ブロナンセリンのテープ製剤（ロナセンテープ）

リスペリドンの同効薬であるブロナンセリンは、世界で初めて統合失調症を適応として承認されたテープ剤であるロナセンテープが発売されている。ブロナンセリンの錠剤や散剤は上述のとおり、空腹時に服用すると血中濃度が低下してしまうが、テープ剤は食事の影響を受けないため、リスペリドン同様生活リズムが不規則な患者にも使用しやすい剤形となっている。

リスペリドン内用液は何かに混ぜて飲んでもいいの？

　リスペリドン内用液は、一部飲料と混合すると含量低下、一部薬剤と混合すると混濁や沈殿、含量低下を引き起こすため、希釈しないよう注意が必要である。具体的には、茶葉由来飲料（紅茶、烏龍茶、日本茶など）やコーラ、抗てんかん薬のザロンチンシロップ、デパケンシロップ、抗アレルギー性精神安定薬のアタラックスPシロップである。

　リスペリドン内用液のインタビューフォームに、リスペリドン内用液と飲料水の配合変化試験の結果が記載されており、ミネラルウォーターやオレンジジュース、カルピスウォーター、牛乳、ポカリスエット、お吸い物、味噌汁などさまざまな飲料で配合変化試験が行われている。なお、コーラについては、日本国内で行った試験については問題なかったが、海外で行った試験において含量低下が確認されている[4]。

　また、リスペリドン内用液は冷蔵庫等低温の場所で保管すると結晶析出の可能性があるため注意が必要である。

＜参考文献＞
● Drug Information
添付文書 リスパダール錠 1mg・2mg・3mg・細粒1% 2021年7月改訂（第2版）
医薬品インタビューフォーム リスパダール錠 1mg・2mg・3mg・細粒1% 2021年8月改訂（第20版）
1：日本神経精神薬理学会／日本臨床精神神経薬理学会. 統合失調症薬物治療ガイドライン2022, 医学書院, 2022
2：一般社団法人日本内分泌学会. 間脳下垂体機能障害の診断と治療の手引き（平成30年度改訂）
3：Arakawa R, et al: Positron emission tomography measurement of dopamine D2 receptor occupancy in the pituitary and cerebral cortex: relation to antipsychotic-induced hyperprolactinemia. J Clin Psychiatry, 71：1131-1137, 2010（PMID：20361897）
4：医薬品インタビューフォーム リスパダール錠

抗てんかん薬

バルプロ酸ナトリウム

Point

● バルプロ酸ナトリウム（以下、バルプロ酸）はさまざまな剤形（錠・徐放錠・細粒・徐放顆粒・シロップ）が販売されている抗てんかん薬である
● 自動車の運転等危険を伴う機械の操作に従事させないよう注意する
● 肝・腎機能障害時の投与量調整に関し、添付文書上の記載がない
● てんかん以外にも躁病、躁うつ病、片頭痛発作の発症抑制の適応が承認されている

Drug Information

代表的な製品名	セレニカ、デパケン

剤　形
【錠】100mg、200mg　【R錠・SR錠・徐放錠A】100mg、200mg、400mg（セレニカのみ）
【細粒】20％、40％　【R顆粒・徐放U顆粒・徐放顆粒】40％　【シロップ】5％

禁　忌

【効能共通】
1 重篤な肝障害のある患者
2 本剤投与中はカルバペネム系抗生物質を併用しないこと
3 尿素サイクル異常症の患者
【片頭痛発作の発症抑制】
4 妊婦または妊娠している可能性のある女性

【原則禁忌】
〈各種てんかんおよびてんかんに伴う性格行動障害の治療、躁病および躁うつ病の躁状態の治療〉妊婦または妊娠している可能性のある女性

効能・効果

❶各種てんかん（小発作・焦点発作・精神運動発作ならびに混合発作）およびてんかんに伴う性格行動障害（不機嫌・易怒性等）の治療
❷躁病および躁うつ病の躁状態の治療
❸片頭痛発作の発症抑制

用法・用量

【徐放製剤】
❶各種てんかんおよびてんかんに伴う性格行動障害の治療、❷躁病および躁うつ病の躁状態の治療
1日量バルプロ酸として400〜1200mgを1日1〜2回に分けて経口投与、年齢・症状に応じ適宜増減
❸片頭痛発作の発症抑制
1日量バルプロ酸として400〜800mgを1日1〜2回に分けて経口投与、年齢・症状に応じ適宜増減するが1日量1000mgを超えないこと

重大な副作用

劇症肝炎等の重篤な肝障害、黄疸、脂肪肝、高アンモニア血症を伴う意識障害、溶血性貧血、赤芽球癆、汎血球減少、重篤な血小板減少、顆粒球減少、急性膵炎、間質性腎炎、ファンコニー症候群、中毒性表皮壊死融解症、皮膚粘膜眼症候群、過敏症症候群、脳の萎縮、認知症様症状、パーキンソン様症状、横紋筋融解症、抗利尿ホルモン不適合分泌症候群、間質性肺炎、好酸球性肺炎

相互作用	【併用禁忌】カルバペネム系抗生物質(パニペネム・ベタミプロン、メロペネム水和物、イミペネム水和物・シラスタチン、レレバクタム水和物・イミペネム水和物・シラスタチン、ビアペネム、ドリペネム水和物、テビペネム ピボキシル) 【併用注意】バルビツール酸剤、フェニトイン、カルバマゼピン、エトスクシミド、アミトリプチリン、ノルトリプチリン、クロバザム、ラモトリギン、ロラゼパム(注射剤)、ベンゾジアゼピン系薬剤、ワルファリンカリウム、サリチル酸系薬剤、エリスロマイシン、シメチジン、クロナゼパム

代謝	ほとんどが肝臓で代謝される	排泄	おもに腎臓、少量は糞便中および呼気中

肝・腎機能別の投与量調整の必要性	【肝機能障害時】 ・重篤な肝障害のある患者投与しないこと。肝障害が強くあらわれ致死的になるおそれがある ・肝機能障害またはその既往歴のある患者(重篤な肝障害のある患者を除く)肝機能障害が強くあらわれるおそれがある 【腎機能障害時】添付文書上の記載なし

妊婦・授乳婦への投与	【妊婦】 前述❶、❷の治療 妊婦または妊娠している可能性のある女性には、治療上の有益性が危険性を上回ると判断される場合にのみ投与すること。妊娠中にやむを得ず本剤を投与する場合には、可能な限り単剤投与することが望ましい 前述❸の発症抑制 妊婦または妊娠している可能性のある女性には、投与しないこと <効能共通>二分脊椎児を出産した母親のなかに、本剤の成分を妊娠初期に投与された例が対照群より多いとの疫学的調査報告があり、また、本剤の成分を投与された母親に、心室中隔欠損等の心奇形や多指症、口蓋裂、尿道下裂等の外表奇形、その他の奇形を有する児を出産したとの報告がある。また、特有の顔貌(前頭部突出、両眼離開、鼻根偏平、浅く長い人中溝、薄い口唇等)を有する児を出産したとの報告がある。妊娠中の投与により、新生児に呼吸障害、肝障害、低フィブリノーゲン血症、低血糖、退薬症候(神経過敏、過緊張、痙攣、嘔吐)等があらわれるとの報告がある。海外で実施された観察研究において、妊娠中に抗てんかん薬を投与されたてんかん患者からの出生児を対象に6歳時の知能指数(IQ)を比較した結果、本剤を投与されたてんかん患者からの出生児のIQは、ラモトリギン、フェニトイン、カルバマゼピンを投与されたてんかん患者からの出生児のIQと比較して低かったとの報告がある。海外で実施された観察研究において、妊娠中に本剤を投与された母親からの出生児は、本剤を投与されていない母親からの出生児と比較して、自閉症発症リスクが高かったとの報告がある。動物実験(マウス)で、本剤が葉酸代謝を阻害し、新生児の先天性奇形に関与する可能性があるとの報告がある 【授乳婦】授乳婦に投与する場合には授乳を避けさせること

海外での発売状況	おもに欧米等	自動車運転等の注意	自動車の運転等危険を伴う機械の操作に従事させないよう注意すること

後発医薬品の有無	あり	OTCの有無	なし

(2023年2月時点)

参考／おもな同種同効薬（バルプロ酸製剤）

剤形		代表的な製品名	用法・用量	
			各種てんかん・躁状態	偏頭痛発作の抑制
通常	錠	デパケン錠	1日400～1200mg 1日2～3回　経口投与	1日400～800mg 1日2～3回　経口投与 1日量として1000mgを超えない
	細粒	デパケン細粒		
	シロップ	デパケンシロップ		
徐放	徐放錠	セレニカR錠、デパケンR錠	1日400～1200mg 1日1～2回　経口投与	1日400～800mg 1日1～2回　経口投与 1日量として1000mgを超えない
	徐放顆粒	セレニカR顆粒		

処方例

Case　25歳　女性

●診断名：てんかん（全般発作）
●特記事項：小児期から継続して使用している、
近々結婚の予定がある

処方箋

Rp1. バルプロ酸ナトリウム徐放錠 200mg
1回2錠 1日1回 夕食後 30日分

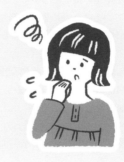

処方解説

　「てんかん診療ガイドライン2018」[1,2] では、小児および成人てんかんの全般発作について、第一選択薬としてバルプロ酸が記載されている。TDMが有用とされており、有効血中濃度域は 50～100 μg/mL である。用量依存的な副作用として、血小板減少、振戦、低Na血症、高アンモニア血症、パーキンソン症候群があり、注意が必要である。Caseは、小児期からバルプロ酸を継続している症例である。同ガイドラインにおいて、妊娠可能年齢女性ではバルプロ酸以外の薬剤も考慮するとの記載がある。また添付文書上でも、妊婦または妊娠している可能性のある女性に対する使用について、各種てんかんおよび躁状態は原則禁忌、片頭痛では禁忌とされている。

　具体的な胎児に対するリスクとしては、奇形や呼吸障害、肝障害、低フィブリノーゲン血症、低血糖、退薬症状、自閉症があげられている。1000mg/日を超える使用で出生時のIQが低くなるとの報告もある。専門書籍[3]では 500～600mg/日以下での使用が推奨されている。

本症例のような場合には、妊娠の可能性の有無、挙児希望の有無について確認をする必要がある。現時点で妊娠の可能性や挙児希望がある場合は、処方医への確認が必要である。また挙児希望がない場合でもあらかじめ胎児へのリスクを説明し、避妊の徹底や、挙児を希望する際には事前に相談するよう指導する。

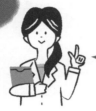

特徴 注意点

バルプロ酸は催奇形性があり、女性に処方された場合は特に注意が必要な薬剤です。剤形もさまざまなものが販売されているため、用法・用量にも注意が必要です。

●バルプロ酸使用中の授乳について

バルプロ酸使用中の授乳について、添付文書上は「授乳婦に投与する場合には授乳を避けさせること」となっている。しかし専門書籍[3]によるとおおむね低リスクであるとされており、必ずしも授乳を避ける必要はなく、患者の希望も確認して母乳あるいはミルクを選択すべきと考えられる。

●てんかん以外の効能または効果について [4,5]

てんかん以外にも、「躁病および躁うつ病の躁状態の治療」および「片頭痛発作の発症抑制」の効能または効果を有する。

「躁病および躁うつ病の躁状態の治療」では、本剤は 2nd ラインの治療薬の一つである。定期的な血中濃度測定が推奨され、70μg/mL 以上で抗躁効果が高く、120μg/mL を超えないよう注意喚起されている。

「片頭痛発作の発症抑制」では、成人の場合には 400 ～ 600mg/ 日での使用が推奨され、血中濃度は 21 ～ 50μg/mL を目標とする。小児の場合にはてんかん関連頭痛に限定し、さらに慎重に使用することが勧められている。

●種々の剤形について

先述のとおり、バルプロ酸には大きく分けて 5 つの剤形がある。製剤に合わせた正しい用法であるか注意する。とくに徐放製剤については、飲みにくさから砕いてしまった事例もあり、患者や家族を含めよく指導する。錠剤の内服困難が想定される場合はほかの剤形への変更を検討する。

さまざまな剤形があるので、患者さんに合わせたものを選択できるとよいでしょう。

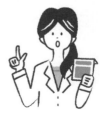

コラム

便の中に
変なものが…？

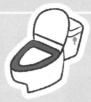

　バルプロ酸の徐放性錠剤の添付文書には、次のような記載がある。「本剤の白色残渣が糞便中に排泄される」。

　この残渣は、徐放化に使用されている不溶性マトリックスおよび徐放性被膜であり、有効成分が放出された後の抜け殻のようなものとインタビューフォーム[6]では説明されている。錠剤の形状を保ったままで出てくることもあるようだが、服用後10時間程度経過していれば吸収には問題ない（9〜10時間でほぼ100%放出されている）。

　重篤な下痢の場合には十分吸収される前に排出される可能性があるので、便の状況には注意が必要である。また、当たり前だが噛み砕いたりすると徐放性は失われるので、そのような使用はしないよう説明する必要もある。

　バルプロ酸徐放錠のほか、添付文書上に便中への残渣に関する記載のある薬剤をいくつか紹介する。

　インヴェガ錠／コンサータ錠／タペンタ錠／ツートラム錠／テオフィリン徐放錠／ニフェジピンCR錠／フェロ・グラデュメット錠

　このような薬剤の服薬指導の際には、その点についても言及しておくとよいかもしれない。

<参考文献>

● Drug Information

添付文書 セレニカR顆粒40%、セレニカR錠200mg・400mg 2021年11月改訂（第3版）

医薬品インタビューフォーム セレニカR顆粒40%,セレニカR錠200mg・400mg 2021年11月改訂（第21版）

添付文書 デパケン錠100mg・200mg 2021年12月改訂（第2版）

医薬品インタビューフォーム デパケン錠100mg・200mg、デパケン細粒20%・40%、デパケンシロップ5%,デパケンR錠100mg・200mg 2022年7月改訂（第3版）

1：日本神経学会.てんかん診療ガイドライン2018,医学書院,2018

2：日本神経学会.てんかん診療ガイドライン2018追補版 https://www.neurology-jp.org/guidelinem/tenkan_tuiho_2018.html（アクセス：2023年2月3日）

3：向精神薬と妊娠・授乳 改訂2版,南山堂,2017

4：日本うつ病学会.日本うつ病学会治療ガイドライン Ⅰ.双極性障害2020,https://www.secretariat.ne.jp/jsmd/iinkai/katsudou/data/guideline_sokyoku2020.pdf（アクセス：2023年2月3日）

5：日本神経学会・日本頭痛学会・日本神経治療学会.頭痛の診療ガイドライン2021,医学書院,2021

6：医薬品インタビューフォーム デパケン錠

レベチラセタム

Point
- レベチラセタムは1日2回服用の抗てんかん薬である
- 肝・腎機能障害時には投与量調整の必要がある
- 錠剤だけでなく、粒状錠やドライシロップ、注射剤といった剤形がある

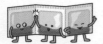

Drug Information

代表的な製品名	イーケプラ

剤 形
【錠・粒状錠】250mg、500mg 【ドライシロップ】50% 【注射剤】500mg

禁 忌　本剤の成分またはピロリドン誘導体に対し過敏症の既往歴のある患者

効能・効果
【錠・粒状錠・ドライシロップ】
❶てんかん患者の部分発作(二次性全般化発作を含む)
❷ほかの抗てんかん薬で十分な効果が認められないてんかん患者の強直間代発作に対する抗てんかん薬との併用療法
【点滴静注】
❶一時的に経口投与ができない患者における、下記の治療に対するレベチラセタム経口製剤の代替療法
・てんかん患者の部分発作(二次性全般化発作を含む)
・ほかの抗てんかん薬で十分な効果が認められないてんかん患者の強直間代発作に対する抗てんかん薬との併用療法
❷てんかん重積状態≪先発のみ≫

用法・用量
【成人】レベチラセタムとして1日1000mgを1日2回経口投与。症状により1日3000mgを超えない範囲で適宜増減するが、増量は2週間以上の間隔をあけて1日用量として1000mg以下ずつ行う
【小児】4歳以上の小児に、レベチラセタムとして1日20mg/kgを1日2回経口投与。症状により1日60mg/kgを超えない範囲で適宜増減するが、増量は2週間以上の間隔をあけて1日用量として20mg/kg以下ずつ行う。体重50kg以上の小児では、成人と同じ用法・用量を用いる

重大な副作用
中毒性表皮壊死融解症、皮膚粘膜眼症候群、薬剤性過敏症症候群、重篤な血液障害、肝不全、肝炎、膵炎、攻撃性、自殺企図、横紋筋融解症、急性腎障害、悪性症候群

相互作用	【併用禁忌】なし 【併用注意】なし

代　謝	セリンエステラーゼ により代謝	排　泄	おもに尿中

肝・腎機能別の 投与量調整の必要性	【肝機能障害時】重度の肝機能障害のある患者では、肝臓でのクレアチン産生が低下しており、CLcr値からでは腎機能障害の程度を過小評価する可能性があることから、より低用量から開始するとともに、慎重に症状を観察しながら用法および用量を調節すること 【腎機能障害時】投与量表あり(次ページ参照)

妊婦・授乳 婦への投与	【妊婦】治療上の有益性が危険性を上回ると判断される場合にのみ投与すること 【授乳婦】治療上の有益性および母乳栄養の有益性を考慮し、授乳の継続または中止を検討すること。ヒト乳汁中へ移行することが報告されている

海外での発売状況	米国、欧州等49の 国または地域で 承認を取得	自動車運転等の注意	自動車の運転等、危険を伴う機械の操作に従事させないよう注意すること

後発医薬品の有無	あり	OTCの有無	なし

(2023年2月時点)

参考／おもな同種同効薬(抗てんかん薬)

成分名	代表的な製品名	用　法	てんかん以外の効能または効果
カルバマゼピン	テグレトール	1日1～2回　経口投与	躁病、躁うつ病の躁状態、統合失調症の興奮状態、三叉神経痛
トピラマート	トピナ	1日1～2回　経口投与	なし
ペランパネル水和物	フィコンパ	1日1回　経口投与(就寝前)	なし
ラコサミド	ビムパット	1日2回　経口投与	なし
ラモトリギン	ラミクタール	1日1～2回　経口投与	双極性障害における気分エピソードの再発・再燃抑制

● CLcr の投与量

CLcr (mL/min)	≥80	≥50-<80	≥30-<50	<30	透析中の腎不全患者	血液透析後の補充用量
1日投与量	1000～3000mg	1000～2000mg	500～1500mg	500～1000mg	500～1000mg	
通常投与量	1回500mg 1日2回	1回500mg 1日2回	1回250mg 1日2回	1回250mg 1日2回	1回500mg 1日1回	250mg
最高投与量	1回1500mg 1日2回	1回1000mg 1日2回	1回750mg 1日2回	1回500mg 1日2回	1回1000mg 1日1回	500mg

処方例

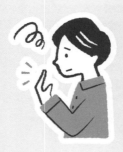

Case 40歳 男性

- 診断名：てんかん（部分発作）
- 特記事項：他院精神科通院中、腎機能低下あり
（CLcr:65mL/min）

処方箋

Rp1. レベチラセタム錠 500mg
1回2錠 1日2回 朝・夕食後 30日分

処方解説

「てんかん診療ガイドライン 2018 追補版」[1]において、レベチラセタムは成人新規発症部分てんかんの第一選択薬として推奨されている。そのほか高齢発症てんかんにおいても、全般発作・部分発作についてレベチラセタムは推奨されている。

Case は部分てんかんに対して、レベチラセタムが処方されている。部分てんかんのほかの第一選択薬として、ガイドラインではカルバマゼピンおよびラモトリギンも推奨されている。しかし、それら2剤はさまざまな薬剤と薬物間相互作用の報告があり、添付文書上併用注意に指定される精神科治療薬（抗精神病薬、向精神薬など）も存在している。そのため、併用注意薬剤がないレベチラセタムが選択されたのであろう。

また、レベチラセタムは腎排泄される薬剤であり、添付文書にも腎機能低下に応じてクリアランスが低下するとの記載がある。そのため腎機能に応じて、投与量および投与間隔の調整が必要である。本症例においても軽度の腎機能低下があり、正しい投与量および投与間隔となっているか確認しなければならない。

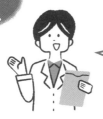

**特徴
注意点**

レベチラセタムは、2023年2月時点で内服用に3つの剤形が販売されています。患者さんから飲みにくさの訴えがあった際には、異なる剤形を提案するのもよいでしょう。

●強直間代発作への使用

レベチラセタムは強直間代発作への効能、または効果も有している。しかしほかの抗てんかん薬との併用が条件であり、レベチラセタム単剤の処方の際には、患者から症状や医師の診断などを注意して聴取し、どの発作に対して使用しているか確認するとよいだろう。

●肝機能障害時の投与

腎機能低下時の調整については前述のとおりだが、肝機能低下時についても添付文書上注意喚起がなされている。重度の肝機能障害のある患者では肝臓のクレアチニン産生が低下するため、腎機能障害を過小評価する可能性があり、より低用量から開始し、慎重に用法および用量を調節する必要がある。

●精神症状の副作用

添付文書において、「易刺激性、錯乱、焦燥、興奮、攻撃性等の精神症状があらわれ、自殺企図に至ることもある」と記載があり、精神関連の副作用について注意喚起がなされている。あわせて「患者およびその家族などに攻撃性、自殺企図などの精神症状発現の可能性について十分説明を行い、医師と緊密に連絡を取り合うよう指導すること」とされており、注意を促す必要がある。

レベチラセタムには、併用禁忌・併用注意の薬剤がなく、ほかの併用薬剤との相互作用の心配がいらない点も特徴の一つです。

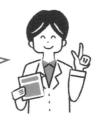

コラム

薬の名前の由来の調べ方
～添付文書以外の
情報源について～

　レベチラセタムの先発品、「イーケプラ（E Keppra）」の製品名の由来はご存じだろうか。「E」はてんかん（Epilepsy）の頭文字Eから、「Keppra」という名称は、エジプトの太陽神 Khepra に由来しているという。このような情報については、インタビューフォーム（IF）[2]に記載がある。IF には、詳細な薬理作用や薬物動態に関するデータなど実務に役立つ情報だけでなく、名前の由来や開発の経緯など雑学的な情報も記載されている。IF は、メーカーや PMDA のホームページから入手できるので、指導の際に患者の興味を引く方法の一つとして、このような豆知識も仕入れてみてはいかがだろう。

　また「イーケプラ」に話が戻るが、審査報告書[3]によると、もともとは「ケプラ」という販売名を検討していたようだが、「ケフラール」などとの名称類似が指摘され、現在の「イーケプラ」になったといわれる。この審査報告書は PMDA のホームページから入手でき、メーカーと PMDA の承認審査の過程が記載されている。こちらからは添付文書の記載の根拠など審査時の詳細なデータが確認できる。より詳しく知りたい情報があるとき、こちらも確認してみるとよいだろう。

＜参考文献＞

● Drug Information

添付文書 イーケプラ錠 250mg・500mg, イーケプラドライシロップ 50% 2022 年 1 月改訂（第 3 版）

医薬品インタビューフォーム イーケプラ錠 250mg・500mg, イーケプラドライシロップ 50% 2022 年 1 月改訂（第 20 版）

1：日本神経学会. てんかん診療ガイドライン 2018 追補版 https://www.neurology-jp.org/guidelinem/tenkan_tuiho_2018.html（アクセス：2023 年 2 月 3 日）

2：医薬品インタビューフォーム イーケプラ錠, イーケプラドライシロップ

3：独立行政法人医薬品医療機器総合機構. イーケプラ錠 250mg・500mg 審査報告書（2010 年 7 月 23 日）

レボドパ製剤

Point

- ●ドパミンアゴニストや MAO-B 阻害薬と並び、パーキンソン病治療における第一選択薬の一つである
- ●特に高齢者、認知機能障害、精神症状のある患者に使用しやすい薬剤である
- ●半減期が短く、症状に応じて 1 日 3 回以上に投与回数を増やすことがある
- ●空腸投与用レボドパ / カルビドパ製剤も発売され、その使用患者は少しずつ増加傾向にある

Drug Information

剤形
（代表的な製品名）

【錠（製品名：ドパゾール錠）】200mg
【カプセル（製品名：ドパストンカプセル）】250mg
【DS （製品名：ドパストン散）】98.5%
【レボドパ/カルビドパ錠（製品名：メネシット配合錠）】50mg、100mg、250mg
【レボドパ/カルビドパ/エンタカポン錠（製品名：スタレボ配合錠）】50mg、100mg
【レボドパ/ベンセラジド錠（製品名：ネオドパゾール配合錠 ）】100mg
【経腸用液（製品名：デュオドーパ配合経腸用液）】2000mg
【注射剤（製品名：ドパストン静注 ）】25mg、50mg

禁忌

【共通】**1** 閉塞隅角緑内障の患者　**2** 本剤の成分に対し過敏症の既往歴のある患者
【スタレボ配合錠のみ】**1** 悪性症候群、横紋筋融解症またはこれらの既往歴のある患者

効能・効果

【ドパゾール錠】パーキンソン病・パーキンソン症候群に伴う下記の諸症状の治療および予防、寡動～無動、筋強剛、振戦、日常生活活動作障害、仮面様顔貌、歩行障害、言語障害、姿勢異常、突進現象、膏様顔、書字障害、精神症状、唾液分泌過剰
【スタレボ配合錠】パーキンソン病［レボドパ・カルビドパ投与において症状の日内変動（wearing-off現象）が認められる場合］
【デュオドーパ配合経腸用液】レボドパ含有製剤を含む既存の薬物療法で十分な効果が得られないパーキンソン病の症状の日内変動（wearing-off現象）の改善
【その他のレボドパ含有製剤】パーキンソン病、パーキンソン症候群

用法・用量

【メネシット配合錠】（その他のレボドパ製剤については各添付文書参照）
レボドパ未服用患者：レボドパ量として 1 回100 ～ 125mg、1 日100 ～ 300mg
経口投与よりはじめ、毎日または隔日にレボドパ量として100 ～ 125mgまで増量し、最適投与量を定め維持量（標準維持量はレボドパ量として1回200 ～ 250mg、1 日 3 回）とする。なお、レボドパ量として 1 日1500mgを超えないこと
レボドパ既服用患者：レボドパ単味製剤の服用後、少なくとも8時間の間隔をおいてから、レボドパ1日維持量の約1/5量に相当するレボドパ量を目安として初回量をきめ、1 日 3 回に分けて経口投与。以後、症状により適宜増減して最適投与量を定め維持量（標準維持量はレボドパ量として1回200 ～ 250mg、1 日 3 回）とするが、レボドパ量として 1 日1500mgを超えないこと

重大な副作用	【共通】悪性症候群、幻覚、錯乱、抑うつ、溶血性貧血、血小板減少（症）、突発的睡眠、閉塞隅角緑内障 【メネシット配合錠のみ】妄想 【メネシット配合錠、デュオドーパ配合経腸用液のみ】悪性黒色腫 【スタレボ配合錠のみ】横紋筋融解症、肝機能障害、幻視、幻聴、傾眠 【ドパストン静注のみ】胃潰瘍・十二指腸潰瘍の悪化
相互作用	【併用禁忌】なし 【併用注意】＜共通＞レセルピン製剤、テトラベナジン、血圧降下剤、抗精神病薬、ほかの抗パーキンソン剤、NMDA受容体拮抗剤、パパベリン塩酸塩、鉄剤、イソニアジド ＜ネオドパゾール配合錠、ドパストン静注のみ＞全身麻酔薬 ＜ドパゾール錠、ドパストンのみ＞ピリドキシン ＜スタレボ配合錠のみ＞COMTにより代謝される薬剤、選択的MAO-B阻害剤、ワルファリン、イストラデフィリン ＜デュオドーパ配合経腸用液、スタレボ配合錠のみ＞スピラマイシン

代　謝	消化管、肝臓、腎臓等	排　泄	尿中と、わずかに糞中

肝・腎機能別の投与量調整の必要性	＜メネシット配合錠、ドパストン＞ 【肝機能障害時】添付文書上の記載なし 【腎機能障害時】添付文書上の記載なし ＜ドパゾール錠、ネオドパゾール配合錠、デュオドーパ配合経腸用液＞ 【肝機能障害時】副作用の発現が増加するおそれがある 【腎機能障害時】副作用の発現が増加するおそれがある ＜スタレボ配合錠＞ 【肝機能障害時】エンタカポンの血中濃度が上昇したとの報告がある 【腎機能障害時】副作用の発現が増加するおそれがある

妊婦・授乳婦への投与	＜ドパストン＞ 【妊婦】妊婦または妊娠している可能性のある女性には投与しないことが望ましい。動物実験（マウス）で初期発生への影響及び胎仔毒性が認められている 【授乳婦】治療上の有益性および母乳栄養の有益性を考慮し、授乳の継続または中止を検討すること。乳汁分泌が抑制されるおそれがあり、また動物実験（ラット）で乳汁移行が報告されている ＜ドパストン以外＞ 【妊婦】妊婦または妊娠している可能性のある女性には投与しないことが望ましい。動物実験（ウサギ）で催奇形性が報告されている 【授乳婦】治療上の有益性および母乳栄養の有益性を考慮し、授乳の継続または中止を検討すること。動物実験（ラット）で乳汁中へ移行することが報告されている

海外での発売状況	米国および欧州各国を含む世界各国

自動車運転等の注意	前兆のない突発的睡眠、傾眠、調節障害および注意力・集中力・反射機能等の低下が起こることがあるので、本剤投与中の患者には自動車の運転等危険を伴う機械の操作には従事させないよう注意すること

後発医薬品の有無	あり	OTCの有無	なし

（2023 年 2 月時点）

参考／おもな同種同効薬（ドパミンアゴニスト）

成分名	代表的な製品名	用法
プラミペキソール塩酸塩水和物	ミラペックスLA錠（徐放性製剤）	1日1回　食後経口投与（徐放性製剤）
ロチゴチン貼付剤	ニュープロパッチ	1日1回　24時間毎に貼り替え
ロピニロール塩酸塩	レキップCR錠（徐放性製剤）	1日1回　経口投与（徐放性製剤）
ロピニロール塩酸塩	ハルロピテープ	1日1回　24時間毎に貼り替え

処方例

Case　70歳　男性

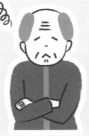

●診断名：パーキンソン病
●特記事項：軽度認知症、メネシット錠での前治療歴あり、娘夫婦と同居（薬は自己管理している）

処方箋

Rp1. スタレボ配合錠 L100
1回2錠 1日4回 朝昼夕食後寝る前 14日分

処方解説

　「パーキンソン病診療ガイドライン 2018」[1]では、治療アルゴリズムに基づきパーキンソン治療薬を選択することが推奨されている。ガイドラインで同じく第一選択薬にあげられるドパミンアゴニストやMAO-B阻害薬はジスキネジア発症リスクがレボドパ製剤よりも低いといわれている。一方で、効果継続率の低さや精神症状の副作用についてはレボドパ製剤よりも劣っている。そのため特にPointにも述べた「高齢者、認知機能障害、精神症状のある患者」に対してはレボドパ製剤が推奨されている。

　Caseは軽度認知症患者であり、精神症状増悪リスクは高いと考えられ、レボドパ製剤によるドパミン補充が基本となる。本剤はレボドパ/カルビドパ製剤で効果不十分なときに使用でき、1日の服用回数は増えるが家族のサポートが受けられる環境では有効に使用できるであろう。今は自己管理ができているようだが、今後指先の運動障害が出現・進行するときは一包化調剤の提案もよいかもしれない。

　内服を始めてから5年以上経過すると、症状の日内変動（wearing-off現象）が出現しやすくなる。そのときには服用回数を増やすなどの対応や、経腸用液の導入に

ついても検討されると考えられる。経腸用液は血中のレボドパ濃度の変動が少なく安定した有効性が得られるといわれているが、胃ろう管理を含め特殊な管理を要するため医師は慎重に適応を判断し導入している。

特徴
注意点

レボドパ製剤は患者さんによって服用回数が多いことがあるため、コンプライアンスの確認や忘れない・間違えないための工夫について、一緒に考えてあげましょう。

●ドパミン受容体作動薬ならではの副作用

代表的なレボドパ製剤の一つであるレボドパ / カルビドパ配合錠は、カルビドパが末梢でのドパミン代謝を阻害し、少ないレボドパの量で効果を発揮させ消化器症状などの副作用を軽減させた製剤である。単剤製剤と比較してその頻度は減っているものの治療開始初期は悪心等の消化器症状が起こりやすい点に留意する。

また頻度は不明だが、特徴的な副作用としてドパミン受容体作動薬の投与による病的賭博（度を超えた購買欲求や生理的欲求が抑えられなくなるなど）には注意したい。最新の添付文書改訂では、必要量を超えてレボドパを求めるドパミン調節障害症候群への注意と患者・その家族への症状説明が重要な基本的注意に追記されたところである。対して急な内服中断によっても離脱症状が起こるため、薬の管理状況も含めた副作用の確認は重要である。

●薬物間相互作用

併用禁忌薬剤はなく併用注意に留まっているが、その種類は多い。

レボドパ / カルビドパ製剤においては、メマンチンとの併用でレボドパ製剤の作用増強、抗精神病薬との併用で作用減弱に注意が必要である。本剤はレボドパ製剤の中にさらに COMT 阻害薬であるエンタカポンを配合した薬剤である。エンタカポンはワルファリンの AUC を 18％増強させ、INR 値を 13％延長させるとの報告がある[2]。相乗効果があり配合錠が第一選択となるが、それぞれの成分に対しての相互作用には十分注意したい。

長く使用していると効きが悪くなることがあります。内服回数を増やしたりほかの薬剤を追加したりすることで調整できるため、勝手に飲むことをやめずに、必ず医師に相談してください。

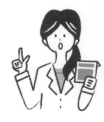

コラム

レボドパ製剤の吸収と食事の関係

レボドパの吸収に関して以下のような特徴がある[3]。

① レボドパは空腹時に内服すると吸収が早い

② 消化管内が酸性であるほうが吸収はよい

③ レボドパを高タンパクの食品とともにとると、吸収や脳への取り込みが悪くなる

　パーキンソン病では便秘をはじめとする消化管運動障害が発症初期から起こることが多い[3]。この消化管運動障害によって薬剤の吸収が遅れた結果、有効な効果が得られないと感じることもある。用量の増量や服用回数の増量は当然有効な手段ではあるが、普段の食事によって吸収が妨げられ薬剤が効きにくくなっている可能性はないだろうか。

　食事とレボドパ製剤の相互作用について研究した文献はいくつも発表されており、なかにはレボドパ製剤の「利用率を低下させる食品」「利用率を安定させる食品」「利用率を上昇させる食品」を具体的に評価した文献もある[4]。ついつい食べてしまうお菓子や嗜好品が、実はレボドパ製剤の吸収に影響している可能性があるので指導のなかで食生活の聞き取りをしてみると、案外、治療の一翼を担えるかもしれない。

＜参考文献＞

● Drug Information

添付文書 メネシット配合錠 100・250 2021 年 9 月改訂（第 2 版）

添付文書 スタレボ配合錠 L50・100 2021 年 8 月改訂（第 1 版）

添付文書 デュオドーパ配合経腸用液 2022 年 2 月改訂（第 1 版）

医薬品インタビューフォーム メネシット配合錠 100・250

1：日本神経学会 . パーキンソン病診療ガイドライン 2018, 医学書院 ,2018

2：医薬品インタビューフォーム スタレボ配合錠 L50・100

3：パーキンソン病の療養の手引き , http://plaza.umin.ac.jp/~neuro2/parkinson.pdf ,（アクセス 2016 年 12 月刊行）

4：北本 愁 , パーキンソン病における食事・服薬についての効果的な看護介入 －嚥下と吸収の消化器機能に着目して－ . 広島国際大学看護学ジャーナル , 第 16 巻 第 1 号 2018

ドネペジル塩酸塩

Point

- ●ドネペジル塩酸塩（以下：ドネペジル）は、本邦初のアルツハイマー型認知症に対する適応を取得した抗認知症薬である
- ●中枢神経への移行性に優れており、末梢組織でのアセチルコリンエステラーゼ阻害作用が少ないことから、末梢性の副作用は少ない
- ●血漿中の消失半減期が長いことから、1日1回服用で効果を発揮する
- ●さまざまな剤形の製剤（口腔内崩壊錠、細粒、内用液、ゼリーなど）が発売されており、患者が服用しやすい剤形の選択が可能である

Drug Information

代表的な製品名	アリセプト	剤 形	【錠・OD錠・内服ゼリー】3mg、5mg、10mg 【細粒】0.5%　【ドライシロップ】1%

禁　忌	本剤の成分またはピペリジン誘導体に対し過敏症の既往歴のある患者

効能・効果	アルツハイマー型認知症およびレビー小体型認知症における認知症症状の進行抑制

用法・用量	【アルツハイマー型認知症における認知症症状の進行抑制】ドネペジル塩酸塩として1日1回3mgから開始し、1〜2週間後に5mgに増量し、経口投与。高度のアルツハイマー型認知症患者には、5mgで4週間以上経過後、10mgに増量。なお、症状により適宜減量 【レビー小体型認知症における認知症症状の進行抑制】ドネペジル塩酸塩として1日1回3mgから開始し、1〜2週間後に5mgに増量し、経口投与。5mgで4週間以上経過後、10mgに増量。なお、症状により5mgまで減量できる

重大な副作用	QT延長、心室頻拍（torsades de pointesを含む）、心室細動、洞不全症候群、洞停止、高度徐脈、心ブロック（洞房ブロック、房室ブロック）、失神、心筋梗塞、心不全、消化性潰瘍（胃・十二指腸潰瘍）、十二指腸潰瘍穿孔、消化管出血、肝炎、肝機能障害、黄疸、脳性発作（てんかん、痙攣等）、脳出血、脳血管障害、錐体外路障害、悪性症候群、横紋筋融解症、呼吸困難、急性膵炎、急性腎障害、原因不明の突然死、血小板減少

相互作用

【併用禁忌】なし
【併用注意】スキサメトニウム塩化物水和物、コリン賦活剤(アセチルコリン塩化物、カルプロニウム塩化物、ベタネコール塩化物、アクラトニウムナパジシル酸塩)、コリンエステラーゼ阻害剤(アンベノニウム塩化物、ジスチグミン臭化物、ピリドスチグミン臭化物、ネオスチグミン等)、CYP3A阻害剤(イトラコナゾール、エリスロマイシン等)、ブロモクリプチンメシル酸塩、イストラデフィリン、キニジン硫酸塩水和物、カルバマゼピン、デキサメタゾン、フェニトイン、フェノバルビタール、リファンピシン、中枢性抗コリン剤(トリヘキシフェニジル塩酸塩、ピロヘプチン塩酸塩、マザチコール塩酸塩水和物、メチキセン塩酸塩、ビペリデン塩酸塩等)、アトロピン系抗コリン剤(ブチルスコポラミン臭化物、アトロピン硫酸塩水和物等)、非ステロイド性消炎鎮痛剤

代　謝　CYP2D6 、CYP3A4　　　**排　泄**　おもに尿中

肝・腎機能別の投与量調整の必要性

【肝機能障害時】アルコール性肝硬変患者を対象に錠5mgを単回経口投与したときの薬物動態パラメータは健康成人と比較して肝疾患患者のCmaxが1.4倍高く有意差が認められたが、ほかのパラメータに有意差は認められなかった
【腎機能障害時】腎機能障害患者を対象に錠5mgを単回経口投与したときの薬物動態パラメータには、健康成人のそれと有意差は認められなかった

妊婦・授乳婦への投与

【妊婦】治療での有益性が危険性を上回ると判断される場合にのみ投与すること
【授乳婦】治療上の有益性および母乳栄養の有益性を考慮し、授乳の継続または中止を検討すること。動物実験(ラット)で乳汁中へ移行することが報告されている

海外での発売状況　米国FDAで承認を取得して以来、2022年1月時点で、100カ国以上

自動車運転等の注意

アルツハイマー型認知症およびレビー小体型認知症では、自動車の運転等の機械操作能力が低下する可能性がある。また、本剤により、意識障害、めまい、眠気等があらわれることがあるので、自動車の運転等危険を伴う機械の操作に従事しないよう患者等に十分に説明すること

後発医薬品の有無　あり　　　**OTCの有無**　なし

(2023年2月時点)

成分名	代表的な製品名	用法	作用機序	おもな副作用
ガランタミン臭化水素酸塩	レミニール	1日2回 経口投与	アセチルコリンエステラーゼ阻害およびニコチン性アセチルコリン受容体へのアロステリック増強作用	消化器症状(食欲不振、胃部不快感、嘔吐、下痢など)
リバスチグミン	イクセロン、リバスタッチ	1日1回 貼付	アセチルコリンエステラーゼ阻害およびブチリルコリンエステラーゼ阻害	皮膚症状
メマンチン塩酸塩	メマリー	1日1回 経口投与	NMDA受容体拮抗	浮動性めまい、傾眠、頭痛、便秘

処方例

Case 82歳 女性

●診断名：アルツハイマー型認知症

●特記事項：2週間前の外来にてドネルペジル塩酸塩 OD錠3mg が処方され、今回5mg に増量となる。患者は実の娘夫婦と同居している。

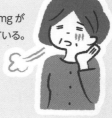

処方箋

Rp1. ドネルペジル塩酸塩 OD錠5mg
1回1錠 1日1回 朝食後 28日分

処方解説

　「認知症診療ガイドライン 2017」[2]では、抗認知症薬を使用する場合には、「いずれの薬剤も副作用に注意しながら漸増」との記載がある。

　いずれのコリンエステラーゼ阻害剤（以下：ChEI）もアルツハイマー型認知症に対する効果についてはメタ解析において確認されており、その効果については優劣に差がないといわれている[3]。各々の薬剤の薬理作用や製剤的な特徴を把握したうえで、患者にとって忍容性に問題がなく服薬継続が可能な薬剤の選択が必要となる。

　なお、焦燥や易怒性など認知症の周辺症状（BPSD：Behavioral Psychological Symptoms of Dementia）が問題となる症例では、対症療法として抑肝散や非定型抗精神病薬（いずれも保険適応外）などが処方されるケースもあるが、これらの薬剤に対しても副作用には十分注意が必要となる。

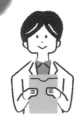

特徴 注意点

2023年2月時点で4成分の抗認知症薬が発売されています。剤形も複数あり、忍容性や服薬継続の可否に応じて本人にあった剤形を選択できます。

●継続服用可能な剤形選択

認知症患者の多くは高齢であることに加えて、認知機能低下の進行とともに錠剤の飲み込みが困難となるなど、薬剤の服用が困難となるケースが考えられる。ドネペジルについては、通常の錠剤のほかに、口腔内崩壊錠・内服ゼリー・細粒・ドライシロップと複数の剤形を有しており、患者が継続服用可能な剤形の選択が重要である。なお、内服が難しい場合には、リバスチグミンのように貼付剤も選択肢となるが、皮膚症状の副作用には注意が必要である。

●効果・副作用のモニタリング

抗認知症薬は認知症の症状を根本から改善するのではなく、認知機能障害の進行を遅らせる薬剤である。明確な治療効果が実感できないこともあるが、介護者や医療者も含め焦らずに評価を行う必要がある。また、ChEI のおもな副作用として消化器症状がある。特に薬物療法開始時や増量時には症状が出現しやすいといわれている。認知機能低下の問題もあり、患者本人は症状を明確に訴えることができないことがあるため、同居している家族等介護者の見守りが重要である。副作用と思われる症状が出現した場合は、介護者から主治医に相談するなどの対応も必要となることがある。

治療効果については焦らずにみていく必要があることと、副作用（特に薬の開始時や増量時）には注意が必要であることを患者さんのご家族にも説明しましょう。

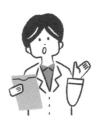

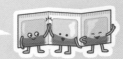

コラム

レビー小体型認知症（DLB：dementia with lewy bodies）とは？

　1976 年、小阪憲司（横浜市立大学医学部精神医学教室名誉教授）らにより、大脳皮質に広範な Lewy 小体の出現と進行性認知症の症状を呈する症例が初めて報告され、びまん性 Lewy 小体病の概念が提唱された。その後、1995 年第 1 回国際ワークショップで DLB の名称と臨床診断基準が提唱され、2017 年 6 月の改訂で新しい臨床診断基準が発表されている[2]。

　DLB の病初期は、注意、遂行機能や視空間認識などの記憶以外の認知機能障害やレム睡眠行動障害、パーキンソニズム、幻視などが確認されることがあり、記憶障害が目立たないケースもあるため診断には注意を要する。

　本邦においては、2023 年 2 月時点でドネペジルのみが「レビー小体型認知症における認知症症状の進行抑制」の保険適応を有している[1]。薬物療法による治療を実施する場合には、DLB 患者では抗精神病薬に対する過敏性によりパーキンソニズムなどが問題となることがあるため、併用薬も含めた副作用の観察には十分注意する必要がある。

＜参考文献＞

● Drug Information
添付文書 アリセプト錠 3mg・5mg・10mg , アリセプト D 錠 3mg・5mg・10mg , アリセプト内服ゼリー 3mg・5mg・10mg , アリセプト細粒 0.5% , アリセプトドライシロップ 1% 2022 年 11 月改訂（第 2 版）
医薬品インタビューフォーム アリセプト錠 3mg・5mg・10mg , アリセプト D 錠 3mg・5mg・10mg , アリセプト内服ゼリー 3mg・5mg・10mg , アリセプト細粒 0.5% , アリセプトドライシロップ 1% 2022 年 11 月改訂（第 32 版）
1：精神科 薬物療法マニュアル , 南山堂 ,2018
2：日本神経学会 . 認知症疾患診療ガイドライン 2017, 医学書院 ,2017
3：専門医のための臨床精神神経薬理学テキスト , 星和書店 ,2021

排尿障害治療薬

シロドシン

Point

● シロドシンは 1 日 2 回服用の α_1 遮断薬であり、前立腺肥大症を伴う排尿障害に効果がある

● 同効薬に比べて、前立腺に多く分布する α_{1A} 受容体への選択性が高い

● 起立性低血圧や射精障害の副作用に注意が必要である

Drug Information

代表的な製品名	ユリーフ	**剤　形**	【錠・OD錠】2mg、4mg

禁　忌	本剤の成分に対し過敏症の既往歴のある患者
効能・効果	前立腺肥大症に伴う排尿障害

用法・用量	シロドシンとして 1 回 4mg を 1 日 2 回朝夕食後に経口投与

重大な副作用	失神・意識喪失、肝機能障害、黄疸

相互作用	【併用禁忌】なし 【併用注意】降圧剤、ホスホジエステラーゼ 5 阻害作用を有する薬剤(シルデナフィルクエン酸塩、バルデナフィル塩酸塩水和物等)、アゾール系抗真菌剤(イトラコナゾール等)

代　謝	【代謝部位】肝臓 【代謝酵素】アルコール脱水素酵素 アルデヒド脱水素酵素 UDP-グルクロン酸転移酵素 CYP3A4
排　泄	糞中および尿中

肝・腎機能別の投与量調整の必要性	【肝機能障害時】患者の状態を観察しながら低用量(1回2mg)から投与を開始するなどを考慮すること。シロドシンの血漿中濃度が上昇するおそれがある 【腎機能障害時】　患者の状態を観察しながら低用量(1回2mg)から投与を開始するなどを考慮すること。シロドシンの血漿中濃度が上昇する

| 海外での発売状況 | 41カ国 |

| 自動車運転等の注意 | めまい等があらわれることがあるので、高所作業、自動車の運転等危険を伴う作業に従事する場合には注意させること |

| 後発医薬品の有無 | あり | OTCの有無 | なし |

(2023年2月時点)

参考／おもな同種同効薬（選択的α_1遮断薬）

成分名	代表的な製品名	用 法		α_1受容体サブタイプ選択性
タムスロシン塩酸塩	ハルナール	1日1回	経口投与（食後）	α_{1A}／α_{1D}受容体選択的 α_{1A}：α_{1D}＝3:1
ナフトピジル	フリバス	1日1回	経口投与（食後）	α_{1A}／α_{1D}受容体選択的 α_{1A}：α_{1D}＝1:3
ウラピジル	エブランチル	1日2回	経口投与（朝夕食後）	非選択的
テラゾシン塩酸塩水和物	バソメット	1日2回	経口投与	非選択的
プラゾシン塩酸塩	ミニプレス	1日2～3回	経口投与	非選択的

処方例

Case 60歳 男性
●診断名：前立腺肥大症に伴う排尿障害
●特記事項：他院から降圧剤の処方を受けている。
休日は車で買い物によく出かける

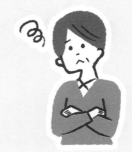

処方箋
Rp1. シロドシン OD 錠 4 mg
1回1錠　1日2回　朝夕食後　30日分

処方解説

　「男性下部尿路症状・前立腺肥大症診療ガイドライン」[1]では、前立腺肥大症に伴う排尿障害についてα_1遮断薬の使用が推奨されており、比較的早期から効果があるとされている。前立腺組織にはα_{1A}受容体とα_{1D}受容体が多く発現し、α_{1B}受容体は血管平滑筋収縮に大きな役割を担っている[1]。したがって、α_{1A}受容体とα_{1D}受容体に選択的なシロドシン、タムスロシン、ナフトピジルが前立腺に対する臓器選択性に富み、心血管系への副作用が少ないため処方されることが多い[1]。

　シロドシンはα_{1A}に非常に親和性が高い（$\alpha_{1A}:\alpha_{1D}=55:1$）が、タムスロシンは$\alpha_{1A}$に比較的選択性が高く（$\alpha_{1A}:\alpha_{1D}=3:1$）、ナフトピジルは$\alpha_{1D}$に比較的選択性が高い（$\alpha_{1A}:\alpha_{1D}=1:3$）[1,2]。ただし、$\alpha_1$遮断薬の種類による有効性の差はないため、用法の違いや副作用の違いで薬剤選択が可能と考えられる。おもな副作用は起立性低血圧（めまい）、易疲労性、射精障害、鼻づまり、頭痛、眠気である。

　Caseの患者は他院から降圧剤の処方があり、シロドシン開始に伴う起立性低血圧に注意が必要である。特に車の運転をする際はめまいやふらつきに注意し、症状がみられた場合は運転をいったんやめて休息し、経過をみるよう説明しておこう。

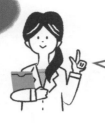

シロドシンは1日2回服用の薬剤です。内服1週間程度で効果がみられますが、1日1回の内服では十分な効果が得られないこともあるのでしっかり内服するよう患者さんに説明しましょう。

●サブタイプ選択性

α_1遮断薬の効果は、α_1受容体サブタイプの発現量の違いによる影響が大きく、その分布には個人差がある。α_{1A}が優位な場合はシロドシンが、α_{1D}が優位な場合にはナフトピジルが効果的である。そのためシロドシンの効果が薄い場合にはナフトピジルに切り替えると有効な場合がある。

●併用薬の確認

同効薬のなかでもサブタイプ非選択的であるウラピジル、テラゾシン、プラゾシンは高血圧にも適応があるが、サブタイプ選択的なシロドシン、タムスロシン、ナフトピジルは排尿障害のみの適応となっている。しかし、どの薬剤にも起立性低血圧が起きるおそれがあるため降圧剤は併用注意となっており、高血圧患者には降圧剤併用状況の確認も必要だろう。

また、同効薬と異なる点として、シロドシンはアゾール系抗真菌剤と併用注意になっている点があげられる。強力なCYP3A4阻害薬との併用でシロドシンの血中濃度上昇の可能性があるため、併用有無の確認が必要となる。

●頻度の高い副作用

シロドシンでは、同効薬と比べて頻度の高い副作用として射精障害があげられる。逆行性射精障害と呼ばれ、射精時に精液が体外に射出されず、膀胱内に逆流する症状である。投与中止により4週以内に症状消失するが、シロドシンの減量や、同効薬への変更で改善することもある。

シロドシンは排尿障害を改善する作用はありますが、前立腺肥大の原因自体を治す働きはありません。

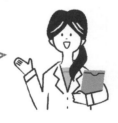

コラム

シロドシンを服用していると
白内障手術に影響がある!?

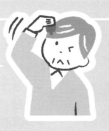

　α₁受容体は目の虹彩にも存在している。そのため、シロドシンをはじめとしたα₁遮断薬は、実は目の虹彩のα₁受容体にも作用を及ぼしている。虹彩のα₁受容体が遮断されると、急に縮瞳して術野が狭くなったり、虹彩がふにゃふにゃ（術中虹彩緊張低下症候群）になってしまう可能性がある。そうすると白内障手術の眼内レンズが入れにくくなり、手術の難易度があがってしまうわけだ。ただ、術中虹彩緊張低下症候群はα₁遮断薬内服者に必ず出るわけではなく、縮瞳の程度に個人差もある。

　α₁遮断薬を長期間内服していると発症しやすいようであるが、休薬しても発症確率は変わらないとされている[3]。したがって術前に休薬の必要はないが、α₁遮断薬を使用していること、過去に内服していたことは眼科医に伝える必要がある。

＜参考文献＞
● Drug Information
添付文書 ユリーフ錠 2mg・4mg, ユリーフ OD 錠 2mg・4mg　2021 年 7 月改定（第 2 版）
医薬品インタビューフォーム ユリーフ錠 2mg・4mg, ユリーフ OD 錠 2mg・4mg 2022 年 5 月（第 10 版）
1：日本泌尿器科学会 . 男性下部尿路症状・前立腺肥大症診療ガイドライン , リッチヒルメディカル ,2017
2：日本排尿機能学会 / 日本泌尿器科学会 . 過活動膀胱診療ガイドライン [第 3 版], リッチヒルメディカル ,2022
3：Daniel M Handzel et al., Cataract surgery in patients taking alpha-1 antagonists: know the risks, avoid the complications. Dtsch Arztebl Int.2012 May;109(21):379-84（PMID: 22690253）

過活動膀胱治療薬

ソリフェナシンコハク酸塩

Point

- ソリフェナシンコハク酸塩（以下：ソリフェナシン）は日本で開発された1日1回内服の抗コリン薬である
- 膀胱選択性が高く、ほかの抗コリン薬に比べて尿失禁改善効果に優れ、口渇のリスクが比較的少ない
- 閉塞隅角緑内障や重症筋無力症などの疾患がある際は投与禁忌であり、既往症の確認が必要である

Drug Information

| 代表的な製品名 | ベシケア | 剤 形 | 【錠・OD錠】2.5mg、5mg |

禁 忌

1 本剤の成分に対し過敏症の既往歴のある患者
2 尿閉を有する患者
3 閉塞隅角緑内障の患者
4 幽門部、十二指腸または腸管が閉塞している患者および麻痺性イレウスのある患者
5 胃アトニーまたは腸アトニーのある患者
6 重症筋無力症の患者
7 重篤な心疾患の患者
8 重度の肝機能障害患者(Child-Pugh分類C)

効能・効果

過活動膀胱における尿意切迫感、頻尿および切迫性尿失禁

用法・用量

コハク酸ソリフェナシンとして5mgを1日1回経口投与。1日最高投与量は10mg

重大な副作用

ショック、アナフィラキシー、肝機能障害、尿閉、QT延長、心室頻拍、房室ブロック、洞不全症候群、高度徐脈、麻痺性イレウス、幻覚・せん妄、急性緑内障発作

相互作用

【併用禁忌】なし
【併用注意】抗コリン作用を有する薬剤(抗コリン剤、三環系抗うつ剤、フェノチアジン系薬剤、モノアミン酸化酵素阻害剤)、アゾール系抗真菌剤(イトラコナゾール、フルコナゾール、ミコナゾール)、リファンピシン、フェニトイン、カルバマゼピン、QT延長を起こすことが知られている薬剤

| **代　謝** | 【代謝部位】肝臓
【代謝酵素】おもにCYP3A4
一部CYP1A1、2C8、2C19、
2D6、3A5、グルクロン酸抱合
酵素 | **排　泄** | 糞中および尿中 |

肝・腎機能別の投与量調整の必要性

【肝機能障害時】　中等度の肝機能障害患者(Child-Pugh分類B)への投与は1日1回2.5mgから開始し、慎重に投与する。投与量の上限は1日1回5mgまでとする。軽度の肝機能障害患者(Child-Pugh分類A)への投与は1日1回5mgから開始し、増量に際しては副作用発現に留意し、患者の状態を十分に観察しながら慎重に行うこと
【腎機能障害時】重度の腎機能障害患者(CLcr 30mL/min未満)への投与は1日1回2.5mgから開始し、慎重に投与する。投与量の上限は1日1回5mgまでとする。軽度および中等度の腎機能障害患者(CLcr 30mL/min以上かつ80mL/min以下)への投与は1日1回5mgから開始し、増量に際しては副作用発現に留意し、患者の状態を十分に観察しながら慎重に行うこと

妊婦・授乳婦への投与

【妊婦】治療上の有益性が危険性を上回ると判断される場合にのみ投与すること
【授乳婦】治療上の有益性および母乳栄養の有益性を考慮し、授乳の継続または中止を検討すること、動物実験で乳汁中へ移行することが報告されている

海外での発売状況　93の国と地域

自動車運転等の注意　眼調節障害(霧視等)、傾眠が起こることがあるので、高所作業、自動車の運転等危険を伴う作業に従事する場合には注意させること

後発医薬品の有無　あり　　**OTCの有無**　なし

(2023年2月時点)

成分名	代表的な製品名	用法・用量	剤形
イミダフェナシン	ウリトス、ステーブラ	1日2回 経口投与	錠、OD錠
オキシブチニン塩酸塩	ポラキス	1日3回 経口投与	錠
	ネオキシテープ	1日1回 1回1枚貼付	テープ
トルテロジン酒石酸塩	デトルシトール	1日1回 経口投与	カプセル
フェソテロジンフマル酸塩	トビエース	1日1回 経口投与	錠

処方例

Case 40歳 女性

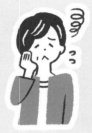

- 診断名：過活動膀胱
- 特記事項：出産以降、頻尿や尿漏れが気になるようになった。CLcr100mL/min

処方箋

Rp1. ソリフェナシン錠5mg
1回1錠 1日1回 朝食後 21日分

処方解説

　過活動膀胱の治療では抗コリン薬とβ₃刺激薬の有効性と安全性が報告されており、その使用が推奨されている[1]。現在、過活動膀胱の治療にもっとも多く用いられているのは抗コリン薬であるが、口渇や便秘、霧視、排尿困難といった副作用の報告がある。

　ソリフェナシンの便秘や霧視の副作用発現はほかの抗コリン薬と同程度であるが、口渇が比較的起きにくい[1]。さらに抗コリン薬のなかで排尿回数、尿意切迫感回数、切迫性尿失禁回数、排尿量についてもっとも高い改善効果がある[1]。β₃刺激薬のミラベグロンは口渇や便秘の副作用は少ないが、生殖器系への影響があるため生殖可能な年齢の患者への投与は避けるように記載がある[2]。

　Caseでは患者の年齢を考慮すると、生殖器系へ影響するおそれのあるβ₃刺激薬のミラベグロンは避けるのが望ましく、ソリフェナシンの選択は妥当である。また、腎機能は正常であり、初回投与量は適正であると判断できる。仮に腎機能低下がある場合でも軽度〜中等度であれば用量調節の必要性はなく、腎機能正常時と同様の投与量で開始することが可能である[3,4]。一方、重度腎機能低下の場合には用量調節が必要となる[3,4]ためCLcrの確認は重要である。

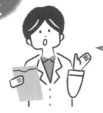

ソリフェナシンは用量依存的に有意に効果が認められます。効果不十分な場合には、腎機能低下がない場合1日最高投与量の10mgまで増量を検討できます。

●口渇や便秘の副作用軽減

アセチルコリン結合性ムスカリン受容体のなかでも膀胱に多く分布するM3受容体を阻害する薬である。M3受容体は膀胱以外にも唾液腺や腸管にも分布しており、阻害されることで口渇や便秘の副作用が起こる。ただし、ソリフェナシンはイミダフェナシンなど、ほかの抗コリン薬よりも膀胱への選択性が高いといわれており、比較的口渇が少ない[1]。

●投与量の注意点

重度腎機能障害（CLcr30mL/min 未満）の場合は1日1回2.5mgから開始するが、軽度〜中等度腎機能障害（CLcr30〜80mL/min）の場合には1日1回5mgと腎機能正常者と同量で開始することができる[3,4]。ただしAUCは健常者の1.3〜1.4倍に上昇するため[4]、副作用に注意して使用する必要がある。

また、同効薬のなかには肝機能障害に対する禁忌記載はない薬剤もあるが、ソリフェナシンはおもにCYP3A4で代謝されるため、肝機能障害がある際には用量調節が必要となる。

●β₃刺激薬との併用

抗コリン薬であるソリフェナシン単独投与の効果が不十分な場合、β₃刺激薬であるミラベグロンの追加併用投与の有効性、安全性が確認されており、推奨されている[5]。ただしソリフェナシン以外の抗コリン薬は、単独投与の効果が不十分な場合、ミラベグロン追加併用投与の有効性は確認されていないため注意が必要である[5]。

ソリフェナシンは効果発現までに2週間程度かかるため、内服初期に効果がみられないからと中断はせず、2週間は継続するよう患者さんに説明しましょう。

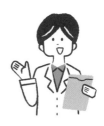

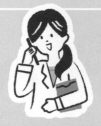

コラム

緑内障患者に抗コリン薬は使用可能なのか

　過活動膀胱薬で用いられる抗コリン薬は、すべて緑内障に対して投与禁忌の記載がある。ただし、すべての緑内障患者に抗コリン薬が使用できないわけではなく、閉塞隅角緑内障の患者のみ使用禁忌となっている。なぜなのだろうか。それは、閉塞隅角緑内障患者に抗コリン薬を使用すると、眼圧上昇の危険性があるためだ。閉塞隅角緑内障患者は房水の流出経路である隅角が狭く、塞がりやすいことで房水流出が滞り、眼圧が上昇する。このような患者に抗コリン薬を使用すると、散瞳によって隅角がさらに狭くなるため眼圧上昇のおそれがある。

　しかし、開放隅角緑内障の場合には隅角の閉塞はないので、抗コリン薬の使用は可能である[6]。ただ、患者本人が閉塞型か開放型か把握していることは少ないであろう。さらに、一般用医薬品の風邪薬や胃腸薬も抗コリン薬を含有しているものがある。緑内障の既往がある場合にはかかりつけ眼科医に確認をとり、患者への適切な情報提供が求められる。

＜参考文献＞

● Drug Information

添付文書 ベシケア錠 2.5mg・5mg 2020 年 11 月改訂（第 2 版）, ベシケア OD 錠 2.5mg・5mg 2019 年 8 月改訂（第 1 版）

医薬品インタビューフォーム ベシケア錠 2.5mg・5mg 2020 年 12 月改訂（第 22 版）、ベシケア OD 錠 2.5mg、5mg 2016 年 7 月改訂（第 19 版）

1：日本排尿機能学会 / 日本泌尿器科学会 . 女性下部尿路症状診療ガイドライン [第 2 版], リッチヒルメディカル ,2019

2：添付文書 ベタニス錠 25mg50mg 2021 年 8 月改訂（第 2 版）

3：添付文書 ベシケア錠、ベシケア OD 錠

4：腎機能別薬剤投与量 POCKET BOOK 第 4 版 , じほう ,2022

5：日本排尿機能学会／日本泌尿器科学会 . 過活動膀胱診療ガイドライン [第 3 版], リッチヒルメディカル ,2022

6：厚生労働省 . 医薬品・医療機器等安全性情報　No.364（2019 年 7 月）

抗菌薬

アモキシシリン水和物

Point

- アモキシシリン水和物（以下、アモキシシリン）は経口吸収性が良好な、経口のペニシリン系（アミノペニシリン系）抗菌薬である
- 肺炎球菌やレンサ球菌、一部の腸球菌などのグラム陽性球菌に抗菌活性をもつ一方、緑膿菌や嫌気性菌には抗菌活性をもたない
- 腎機能低下時は投与間隔の延長が必要である

Drug Information

代表的な製品名	サワシリン	剤　形	【カプセル】125mg、250mg 【細粒】10%、20% 【錠】250mg

禁　忌

1 本剤の成分に対し過敏症の既往歴のある患者
2 伝染性単核症の患者

効能・効果

【適応菌種】本剤に感性のブドウ球菌属、レンサ球菌属、肺炎球菌、腸球菌属、淋菌、大腸菌、プロテウス・ミラビリス、インフルエンザ菌、ヘリコバクター・ピロリ、梅毒トレポネーマ
【適応症】表在性皮膚感染症、深在性皮膚感染症、リンパ管・リンパ節炎、慢性膿皮症、外傷・熱傷および手術創等の二次感染、びらん・潰瘍の二次感染、乳腺炎、骨髄炎、咽頭・喉頭炎、扁桃炎、急性気管支炎、肺炎、慢性呼吸器病変の二次感染、膀胱炎、腎盂腎炎、前立腺炎（急性症、慢性症）、精巣上体炎（副睾丸炎）、淋菌感染症、梅毒、子宮内感染、子宮付属器炎、子宮旁結合織炎、涙嚢炎、麦粒腫、中耳炎、歯周組織炎、歯冠周囲炎、顎炎、猩紅熱、胃潰瘍・十二指腸潰瘍・胃MALTリンパ腫・特発性血小板減少性紫斑病・早期胃がんに対する内視鏡的治療後胃におけるヘリコバクター・ピロリ感染症、ヘリコバクター・ピロリ感染胃炎（カプセル・錠の適応症。細粒は一部適応が異なる）

用法・用量
（抜粋）

〈ヘリコバクター・ピロリ感染を除く感染症〉
【成人】アモキシシリン水和物として、通常1回250mgを1日3～4回経口投与
【小児】アモキシシリン水和物として、通常1日20～40mg/kgを3～4回に分割経口投与
年齢、症状により適宜増減するが、1日量として最大90mg/kgを超えない

重大な
副作用

ショック、アナフィラキシー、アレルギー反応に伴う急性冠症候群、中毒性表皮壊死融解症（TEN）、皮膚粘膜眼症候群（Stevens-Johnson症候群）、多形紅斑、急性汎発性発疹性膿疱症、紅皮症（剥脱性皮膚炎）、顆粒球減少、血小板減少、肝障害、腎障害、大腸炎、間質性肺炎、好酸球性肺炎、無菌性髄膜炎

相互作用	【併用禁忌】なし 【併用注意】ワルファリンカリウム、経口避妊薬、プロベネシド

代　謝	ほとんど代謝されない	排　泄	おもに尿中、一部胆汁

肝・腎機能別の 投与量調整の必要性	【肝機能障害時】添付文書上の記載なし 【腎機能障害時】腎障害の程度に応じて投与量を減量し、投与の間隔をあけて使用すること。血中濃度が持続する

妊婦・授乳 婦への投与	【妊婦】治療上の有益性が危険性を上回ると判断される場合にのみ投与すること 【授乳婦】治療上の有益性および母乳栄養の有益性を考慮し、授乳の継続または中止を検討すること。母乳中へ移行することが報告されている

海外での発売状況	28カ国	自動車運転等の注意	記載なし

後発医薬品の有無	あり	OTCの有無	なし

(2023年1月時点)

参考／おもな同種同効薬 (経口ペニシリン系・セフェム系抗菌薬)

成分名	代表的な製品名	経口吸収性	散剤	小児適用
アモキシシリン水和物・クラブラン酸カリウム	オーグメンチン	良好	ドライシロップ	あり
セファレキシン	ケフレックス	良好	細粒・顆粒・ドライシロップ	あり
セフカペンピボキシル塩酸塩水和物	フロモックス	不良（投与量の約30%）	細粒	あり
セフジトレンピボキシル	メイアクトMS	不良	細粒	あり

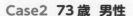

処方例

Case1　62歳　女性

- ●診断名：市中発祥の細菌性肺炎
- ●特記事項：基礎疾患なし、軽症

処方箋

Rp1. クラブラン酸 / アモキシシリン配合錠 250RS　1回1錠 1日3回 毎食後 5日分
Rp2. アモキシシリンカプセル 250mg　1回1カプセル1日3回 毎食後 5日分

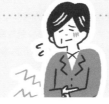

Case2　73歳　男性

- ●診断名：ヘリコバクター・ピロリ感染胃炎
- ●特記事項：非喫煙者

処方箋

Rp1. アモキシシリンカプセル 250mg	1回3カプセル 1日2回 朝・夕食後 7日分
Rp2. ボノプラザン錠 20mg	1回1錠 1日2回 朝・夕食後 7日分
Rp3. クラリスロマイシン錠 200mg	1回1錠 1日2回 朝・夕食後 7日分

処方解説

　アモキシシリンは、溶連菌咽頭炎、細菌性中耳炎や副鼻腔炎、肺炎など多くの外来感染症で使用される抗菌薬である。

　Case 1は、軽症の基礎疾患のない市中肺炎の患者である。「JAID/JSC 感染症治療ガイド 2019」[1]では、市中発症の細菌性肺炎における第一選択薬として、クラブラン酸 / アモキシシリンが推奨されており、処方は妥当である。アモキシシリンは1500mg/ 日の投与が必要とされるが、クラブラン酸 / アモキシシリン配合錠のみを使用するとクラブラン酸の投与量も多くなり、下痢や吐き気などの消化器症状が出現するおそれがある。そのため、クラブラン酸 / アモキシシリン配合錠にアモキシシリンを併用することが多い。

　Case 2は、ヘリコバクター・ピロリ感染による萎縮性胃炎に対して除菌治療が開始となった患者である。「*H. pylori* 感染の診断と治療のガイドライン 2016 改訂版」[2]では、プロトンポンプ阻害薬（PPI）もしくはカリウムイオン競合型アシッドブロッカー（P-CAB）＋アモキシシリン＋クラリスロマイシンが推奨されており、今回の処方は妥当である。喫煙患者では、除菌率が低下することが報告されており、禁煙指導も重要である。アドヒアランス向上を目的にパック製剤も発売されている[3]。

特徴
注意点

2023年2月時点で7剤の経口ペニシリン系抗菌薬が発売されています。標的とする細菌や治療する感染症などにより使い分けが行われます。

●適度な抗菌スペクトラムをもつ

グラム陽性球菌である肺炎球菌やレンサ球菌、一部の腸球菌（*E.faecalis*）に抗菌活性をもち、一部グラム陰性桿菌にも活性をもつ[4]。この抗菌スペクトラムから、細菌性急性咽頭炎や急性中耳炎、急性副鼻腔炎などに使用されることが多い。ほかにも梅毒トレポネーマやヘリコバクター・ピロリにも抗菌活性をもつため、梅毒やピロリ菌除菌にも使用される[2,5]。グラム陰性桿菌や嫌気性菌をカバーする目的に、クラブラン酸との合剤であるクラブラン酸 / アモキシシリンも発売されている[6]。

●腎機能低下時の投与量

アモキシシリンはおもに尿中から未変化体として排泄され、一部胆汁にも排泄される。腎機能正常患者における半減期は約1時間であるのに対し、慢性腎不全患者における半減期は約13時間とされ[7]、投与間隔の延長が推奨されている[8]。具体的な投与量として、CLcr ≧ 60 では「1回250〜500mgを8時間毎」に対して、30 ≦ CLcr < 60 では「1回250〜500mgを8〜12時間毎」、15 ≦ CLcr < 30 では「1回250〜500mgを12時間毎」、CLcr < 10 では「1回250〜500mgを24時間毎」とされている[7]。

●経口吸収が良好である

アモキシシリンはアンピシリンのベンゼン環 para 位に水酸基を導入した構造をもつため、経口吸収が改善されており、バイオアベイラビリティは約90%である[7]。そのため、経口アミノペニシリン系抗菌薬としては、アモキシシリンが選択される場面が多い。

アモキシシリンはさまざまな感染症に使用される薬です。適応疾患や腎機能によって投与量が異なるため、服薬指導時には治療目的や腎機能の確認が大切です。

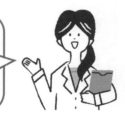

コラム

歯科医が処方することがある アモキシシリン 2g 投与とは？

　近年、歯科医がアモキシシリン2g　1日1回1日分で処方するケースが増えてきている。アモキシシリンの添付文書には、この2g投与に関する記載はなく、このアモキシシリン2g投与は適応外使用にあたる。1回あたりの投与量が多く、処方意図を把握していないと処方間違いではないかと考えてしまいそうだ。ではこの2g投与はどのような場面で、どのような理由をもとに行われるのだろうか。

　2g投与は、「感染性心内膜炎の予防と治療に関するガイドライン（2017年改訂版）」[9]に記載されている。同ガイドラインでは、感染しやすく重症化しやすい患者において、抜歯などの菌血症を誘発する歯科治療の術前には予防的抗菌薬投与が推奨されており、原則アモキシシリン2g投与を推奨している。抗菌薬というと、抜歯の後に服用するというイメージがまだまだ患者では強いと考えられるため、抜歯前に服用することを指導することが重要である。

<参考文献>

● Drug Information

添付文書 サワシリンカプセル125・250, サワシリン細粒10%, サワシリン錠250 2022年11月改訂（第2版）

医薬品インタビューフォーム サワシリンカプセル125・250, サワシリン細粒10%, サワシリン錠250 2022年12月改訂（第32版）

1：日本感染症学会／日本化学療法学会. JAID/JSC感染症治療ガイド2019, ライフサイエンス出版,2019

2：日本ヘリコバクター学会. H. pylori感染の診断と治療のガイドライン2016改訂版, 先端医学社, 2016

3：添付文書 ボノサップパック400・800 2022年11月改訂（第14版）

4：日本化学療法学会「抗菌化学療法認定医認定制度審議委員会」編. 抗菌薬適正使用生涯教育テキスト（第3版）

5：梅毒診療ガイド, http://jssti.umin.jp/pdf/syphilis-medical_guide.pdf,（アクセス：2023年3月7日）

6：添付文書 オーグメンチン配合錠125SS・250RS 2022年11月改訂（第2版）

7：医薬品インタビューフォーム サワシリンカプセル、サワシリン細粒、サワシリン錠

8：腎機能別薬剤投与量　POCKET　BOOK　第4版, じほう,2022

9：日本循環器学会編. 感染性心内膜炎の予防と治療に関するガイドライン2017改訂版, 2018

レボフロキサシン水和物

Point

- レボフロキサシン水和物（以下、レボフロキサシン）は1日1回服用のキノロン系抗菌薬である
- 緑膿菌を含めたグラム陰性桿菌や肺炎球菌に活性をもつ一方、偏性嫌気性菌には活性をもたない

- 腎機能に応じた投与量調節が必要で、添付文書に記載とおり、CLcrに応じて減量を行う
- 結核菌にも抗菌活性をもつため、肺炎に使用する際は結核の除外が必要である

Drug Information

代表的な製品名	クラビット	**剤　形**	【錠】250mg,500mg 【OD錠】250mg,500mg 【粒状錠】250mg,500mg 【内用液】250mg　【細粒】10%

禁　忌

【効能共通】
1 本剤の成分またはオフロキサシンに対し過敏症の既往歴のある患者
【炭疽等の重篤な疾患以外】
1 妊婦または妊娠している可能性のある女性
2 小児等

効能・効果

【適応症】表在性皮膚感染症、深在性皮膚感染症、リンパ管・リンパ節炎、慢性膿皮症、ざ瘡（化膿性炎症を伴うもの）、外傷・熱傷および手術創等の二次感染、乳腺炎、肛門周囲膿瘍、咽頭・喉頭炎、扁桃炎（扁桃周囲炎、扁桃周囲膿瘍を含む）、急性気管支炎、肺炎、慢性呼吸器病変の二次感染、膀胱炎、腎盂腎炎、前立腺炎（急性症、慢性症）、精巣上体炎（副睾丸炎）、尿道炎、子宮頸管炎、胆嚢炎、胆管炎、感染性腸炎、腸チフス、パラチフス、コレラ、バルトリン腺炎、子宮内感染、子宮付属器炎、涙嚢炎、麦粒腫、瞼板腺炎、外耳炎、中耳炎、副鼻腔炎、化膿性唾液腺炎、歯周組織炎、歯冠周囲炎、顎炎、炭疽、ブルセラ症、ペスト、野兎病、肺結核およびその他の結核症、Q熱

用法・用量

レボフロキサシンとして1回500mgを1日1回経口投与。疾患・症状に応じて適宜減量。肺結核およびその他の結核症については、原則として他の抗結核薬と併用すること
腸チフス、パラチフスについては、レボフロキサシンとして1回500mgを1日1回14日間経口投与

重大な副作用

ショック、アナフィラキシー、中毒性表皮壊死融解症（TEN）、皮膚粘膜眼症候群（Stevens-Johnson症候群）、痙攣、QT延長、心室頻拍（Torsades de pointesを含む）、急性腎障害、間質性腎炎、劇症肝炎、肝機能障害、黄疸、汎血球減少症、無顆粒球症、溶血性貧血、血小板減少、間質性肺炎、好酸球性肺炎、偽膜性大腸炎等の血便を伴う重篤な大腸炎、横紋筋融解症、低血糖、アキレス腱炎、腱断裂等の腱障害、錯乱、せん妄、抑うつ等の精神症状、過敏性血管炎、重症筋無力症の悪化、大動脈瘤、大動脈解離、末梢神経障害

相互作用	【併用禁忌】なし 【併用注意】フェニル酢酸系またはプロピオン酸系非ステロイド性消炎鎮痛薬(フルルビプロフェン等)、アルミニウムまたはマグネシウム含有の制酸薬等(水酸化アルミニウム、酸化マグネシウム等)、鉄剤(硫酸鉄等)、ワルファリン、デラマニド、副腎皮質ホルモン剤(プレドニゾロン、ヒドロコルチゾン等)

代　謝	ほとんど代謝されない	排　泄	尿中

肝・腎機能別の 投与量調整の必要性	【肝機能障害時】添付文書上の記載なし 【腎機能障害時】投与量表あり(添付文書参照)

妊婦・授乳 婦への投与	【妊婦】 〈炭疽等の重篤な疾患以外〉投与しないこと。動物実験(ラット)で胎児器官形成期の投与において、胚・胎児死亡率の増加、化骨遅延等の発育抑制作用および骨格変異出現率の増加が認められている 〈炭疽等の重篤な疾患〉治療上の有益性を考慮して投与すること 【授乳婦】 授乳しないことが望ましい。ヒト乳汁中へ移行することが報告されている

海外での発売状況	108カ国

自動車運転等の注意	自動車の運転等、危険を伴う機械の操作に従事する際には注意するよう患者に十分に説明すること

後発医薬品の有無	あり	OTCの有無	なし

(2023年2月時点)

参考／おもな同種同効薬（キノロン系抗菌薬）

成分名	代表的な製品名	1日内服回数	世代	肺炎球菌への活性	偏性嫌気性菌への活性
シプロフロキサシン	シプロキサン	1日2〜3回	2	×[1]	×
モキシフロキサシン塩酸塩	アベロックス	1日1回	4	○	○
メシル酸ガレノキサシン水和物	ジェニナック	1日1回	4	○	○
シタフロキサシン水和物	グレースビット	1日1回または2回	4	○	○
ラスクフロキサシン塩酸塩	ラスビック	1日1回	4	○	○

処方例

Case 75歳 女性

●診断名：複雑性膀胱炎
●特記事項：糖尿病で治療中。腎機能は正常

処方箋

Rp1. レボフロキサシン錠 500mg
1回1錠 1日1回 朝食後 14日分

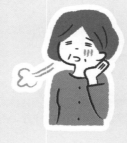

「JAID/JSC 感染症治療ガイド 2019」[2] では、閉経前の急性単純性膀胱炎およびカテーテル非留置症例の複雑性膀胱炎に対して、レボフロキサシンがほかのキノロン系薬とともに第一選択薬として推奨されている。一方、同ガイドラインにおける閉経前の急性単純性膀胱炎の項では「グラム陰性菌におけるキノロン耐性などの collateral damage を避けるためには、キノロン系薬を常に第一選択とすることは控えなければならない」との記載があり、閉経前の急性単純性膀胱炎の場合にはキノロン系抗菌薬が必要であるかを確認しなくてはいけない。

Case は糖尿病を合併した複雑性膀胱炎であり、キノロン系抗菌薬が第一選択薬として推奨されている。複雑性膀胱炎の原因菌は多岐にわたり、緑膿菌を含むグラム陰性桿菌や腸球菌、ブドウ球菌などのグラム陽性球菌も原因となる。レボフロキサシンはこれらの原因菌をカバーすることが可能であり、処方は妥当である。

また、レボフロキサシンは CLcr 別に投与量が変わるため、特に高齢者では腎機能を確認し、減量が必要かを確認することが重要である。

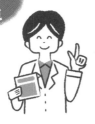

特徴
注意点

> 2023年2月時点で10剤以上のキノロン系抗菌薬が発売され、用法別では1日1回と1日2回服用タイプがあります。薬剤により抗菌スペクトルが異なり、想定する菌種により使い分けられます。

●幅広い抗菌スペクトルをもつ

レボフロキサシンは第3世代キノロン系抗菌薬であり、第2世代のシプロフロキサシンが用いられないグラム陽性球菌感染症（特に肺炎球菌）に使用可能であることが特徴である[1]。ほかにも緑膿菌を含めたグラム陰性桿菌にも抗菌活性を示し、使用される。一方で、腸球菌の一部（*E.faecium*）や第4世代キノロン系が効果を示す偏性嫌気性菌には抗菌活性をもたないため、注意が必要である。

●腎機能低下時の投与量

レボフロキサシンは腎排泄型薬剤であり、腎機能低下患者ではその腎機能に応じて血中濃度が上昇する。そのため、腎機能に応じた投与量の調節が必要であり、具体的な投与量は添付文書に記載されている。通常量が「1回500mgを1日1回」に対して、$20 \leq$ CLcr < 50 では「初日500mgを1回、2日目以降250mgを1日に1回投与」、CLcr < 20 では「初日500mgを1回、3日目以降250mgを2日に1回投与」とされている。CLcrによらず初日の投与量は同一で、2日目以降の投与量や間隔が異なる点に注意が必要である。

●結核菌に対しても抗菌作用をもつ

レボフロキサシンは結核菌に対して抗菌作用をもっており、結核診療ガイド[3]では第2抗結核薬とされ、標準治療で治療困難な多剤耐性結核に用いられる。結核感染を除外せずにレボフロキサシンを開始し、その後に結核感染が発見される症例もあり、レボフロキサシン開始時は結核感染の除外が重要である。

> レボフロキサシンはアルミニウムやマグネシウム、鉄を含有する薬剤との併用により、キレートを形成するため吸収が低下するとされています。併用する場合は1〜2時間の間隔を開ける必要があり、サプリメントやOTCも含めた併用薬の確認が必要です。

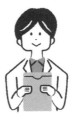

コラム

レボフロキサシンはもともと
1日1回投与ではなかった？

　レボフロキサシンが発売された当初の用法用量は、1日2〜3回1回100mgであったが、2009年に高用量製剤が登場し、現在の用法用量へ変更された。レボフロキサシンは1993年に発売されており、2009年の高用量製剤の登場まで、16年間も使用されていた用法用量が変更されることになったのは、いったいどのような理由なのだろうか。

　フルオロキノロン系抗菌薬の抗菌作用と相関するPK/PDパラメーターはAUC/MICとC_{max}/MICであり[4]、耐性菌出現を抑制するためには最高血中濃度が高いほうがよいとされている[5]。レボフロキサシンを1日1回1回500mgで投与した場合の最高血中濃度は、1日3回1回100mgで投与した場合の約3倍となることが、モンテカルロシュミレーションによりあきらかとなった[6]。これらの理論とそれを裏づけるデータから、治療効果を担保しながら、耐性菌出現を抑制するために、レボフロキサシンは1日1回500mgの現在の投与量へと変更になった。

＜参考文献＞

● Drug Information

添付文書 クラビット錠250mg・500mg、クラビット細粒10% 2020年8月改訂（第1版）

医薬品インタビューフォーム クラビット錠250mg・500mg、クラビット細粒10% 2019年11月改訂（第16版）

1：日本化学療法学会 . 抗菌薬適正使用生涯教育テキスト 第3版 ,2020

2：日本感染症学会 / 日本化学療法学会 . JAID/JSC 感染症治療ガイド 2019, ライフサイエンス出版 ,2019

3：結核診療ガイド , 南江堂 , 2018

4：Andes D, Craig WA. Animal model pharmacokinetics and pharmacodynamics: a critical review. Int J Antimicrob Agents. 2002 Apr;19(4):261-268. PMID: 11978497.

5：Preston SL, Drusano GL, Berman AL, Fowler CL, Chow AT, Dornseif B, Reichl V, Natarajan J, Corrado M. Pharmacodynamics of levofloxacin: a new paradigm for early clinical trials. JAMA. 1998 Jan;279(2):125-129. PMID: 9440662.

6：谷川原祐介 , 清水貴子 , 戸塚恭一 . Levofloxacin 500 mg 経口投与時の母集団薬物動態／薬力学解析 . 日本化学療法学会雑誌 . 2009 July; 57: 47-54.

抗ウイルス薬

バラシクロビル塩酸塩

Point

- バラシクロビル塩酸塩（以下：バラシクロビル）は吸収改善を目的としたアシクロビルのプロドラッグである
- 単純疱疹には1日2回、帯状疱疹には1日3回で用いられる
- 精神神経症状や腎機能障害を回避するために、腎機能に応じて投与量や投与間隔の調節が必要である
- 顆粒は、小児において体重に応じた投与量で使用可能であるが、用法毎に最高用量が設定されているため注意が必要である

Drug Information

| **代表的な製品名** | バルトレックス | **剤　形** | 【錠・粒状錠】500mg
【顆粒】50% |

禁　忌　本剤の成分あるいはアシクロビルに対し過敏症の既往歴のある患者

効能・効果　❶単純疱疹　❷造血幹細胞移植における単純ヘルペスウイルス感染症（単純疱疹）の発症抑制　❸帯状疱疹　❹水痘　❺性器ヘルペスの再発抑制

用法・用量
【成人】
〈単純疱疹〉
1回500mgを1日2回経口投与
〈造血幹細胞移植における単純ヘルペスウイルス感染症（単純疱疹）の発症抑制〉
1回500mgを1日2回造血幹細胞移植施行7日前より施行後35日まで経口投与
〈帯状疱疹〉
1回1000mgを1日3回経口投与
〈水痘〉
1回1000mgを1日3回経口投与
〈性器ヘルペスの再発抑制〉
1回500mgを1日1回経口投与。なお、HIV感染症の患者（CD4リンパ球数100/mm³以上）にはバラシクロビルとして1回500mgを1日2回経口投与
【小児】
〈単純疱疹〉
体重10kg未満の小児には体重1kg当たり1回25mgを1日3回、体重10kg以上の小児には体重1kg当たり1回25mgを1日2回経口投与。ただし、1回最高用量は500mg
〈造血幹細胞移植における単純ヘルペスウイルス感染症（単純疱疹）の発症抑制〉
体重10kg未満の小児には体重1kg当たり1回25mgを1日3回、体重10kg以上の小児には体重1kgあたり1回25mgを1日2回、造血幹細胞移植施行7日前より施行後35日まで経口投与。1回最高用量は500mg
〈帯状疱疹〉
小児には体重1kg当たり1回25mgを1日3回経口投与。1回最高用量は1000mg

〈水痘〉
小児には体重1kg当たり1回25mgを1日3回経口投与。1回最高用量は1000mg
〈性器ヘルペスの再発抑制〉
体重40kg以上の小児には1回500mgを1日1回経口投与。なお、HIV感染症の患者(CD4リンパ球数100/mm^{3}以上)にはバラシクロビルとして1回500mgを1日2回経口投与

重大な副作用
アナフィラキシーショック、アナフィラキシー、汎血球減少、無顆粒球症、血小板減少、播種性血管内凝固症候群(DIC)、血小板減少性紫斑病、急性腎障害、尿細管間質性腎炎、精神神経症状、中毒性表皮壊死融解症(TEN)、皮膚粘膜眼症候群(Stevens-Johnson症候群)、呼吸抑制、無呼吸、間質性肺炎、肝炎、肝機能障害、黄疸、急性膵炎

相互作用
【併用禁忌】なし
【併用注意】プロベネシド、シメチジン、ミコフェノール酸モフェチル、テオフィリン

代謝
L-バリンとアシクロビルに変換され、アシクロビルとして効果を示す

排泄
おもに尿中

肝・腎機能別の投与量調整の必要性
【肝機能障害時】肝障害のある患者を対象とした臨床試験は実施されていない
【腎機能障害時】投与量表あり(添付文書参照[2])投与間隔および投与量を調節し、患者の状態を観察しながら慎重に投与。本剤の活性代謝物であるアシクロビルの曝露量が増加した場合には、精神神経症状や腎機能障害が発現する危険性が高い。適切な減量投与が行われなかったために過量投与の状態となった腎障害患者において、精神神経症状や腎機能障害が発現した症例が報告されている

妊婦・授乳婦への投与
【妊婦】治療上の有益性が危険性を上回ると判断される場合にのみ投与すること。動物実験(ラットに大量投与)で催奇形性が報告されている
【授乳婦】治療上の有益性および母乳栄養の有益性を考慮し、授乳の継続または中止を検討すること。活性代謝物のアシクロビルがヒト乳汁中へ移行することが報告されている

海外での発売状況
米国、欧州を含め100カ国以上で承認を取得

自動車運転等の注意
意識障害等があらわれることがあるので、自動車の運転等、危険を伴う機械の操作に従事する際には注意するよう患者に十分に説明すること。なお、腎機能障害患者では、特に意識障害等があらわれやすいので、患者の状態によっては従事させないよう注意すること

後発医薬品の有無
あり

OTCの有無
なし

(2023年2月時点)

参考／おもな同種同効薬（単純・帯状疱疹治療薬）

成分名	代表的な製品名	単純疱疹治療時の1日内服回数（成人）	帯状疱疹治療時の1日内服回数（成人）	腎機能低下時の用量調節
アシクロビル	ゾビラックス	1日5回	1日5回	必要
ファムシクロビル	ファムビル	1日2～3回	1日3回	必要
アメナメビル	アメナリーフ	1日1回（再発時単回）	1日1回	不要

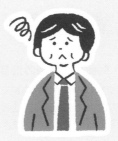

処方例

Case 58歳 男性

●診断名：帯状疱疹
●特記事項：5歳のときに水痘の既往歴あり。最近は、
仕事・プライベートで多忙を極めて、ストレスも抱えていた

処方箋

Rp1. バラシクロビル錠 500mg
1回2錠 1日3回 毎食後 7日分

処方解説

　帯状疱疹の適応をもつ治療薬は、アシクロビル、バラシクロビル、ファムシクロビル、アメナメビルがある。アメナメビル以外は、生体内でのリン酸化を経て核酸類似体となることで、DNA合成を障害し抗ウイルス効果を示す[1]。アメナメビルはウイルス複製の初期段階である二本鎖DNAの開裂およびRNAプライマーの合成に必要なヘリカーゼ・プライマーゼ複合体の活性を直接阻害することで、ウイルスの増殖を抑制する[2]。抗ウイルス薬は、ウイルス増殖期に投与する必要があり、水痘は皮疹出現後24時間以内、帯状疱疹は皮疹出現後72時間以内に治療を開始する必要がある[3,4]。

　Caseは帯状疱疹の診断となり、バラシクロビルが処方されているが、用法用量は添付文書どおりであり、処方内容は妥当である。腎機能の評価が可能な場合には、腎機能を評価し、投与量の妥当性を評価する必要がある。

　アメナメビルは先発品のみで、患者の負担が増加する。また、アシクロビルは1日5回の投与が必要となるため、患者の負担を考慮すると選択されにくい。

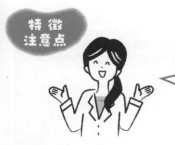

2023年2月時点で4剤の単純疱疹・帯状疱疹治療薬が発売されています。服用回数や費用など患者さんのライフスタイルに合わせて選択されます。

●プロドラッグ化により1日3回投与である

バラシクロビルは、アシクロビルの経口吸収性を改善したプロドラッグ（アシクロビルのL-バリルエステル）で、速やかに消化管より吸収され、活性代謝物であるアシクロビルに加水分解される。アシクロビルのバイオアベイラビリティは10〜20%で、血中濃度を維持するためにアシクロビルは1日5回内服とされていた[5]。バラシクロビルは吸収性が改善しているため、1日2〜3回での投与が可能である。

●肝・腎機能障害時の投与量

バラシクロビルの活性代謝物であるアシクロビルは腎排泄型薬剤であり、腎機能低下患者ではその腎機能に応じて血中濃度が上昇する。そのため、腎機能に応じた投与量の調節が必要であり、具体的な投与量は添付文書に記載されている[1,6,7]。精神神経症状等の副作用が見られた場合には、血液透析により副作用が軽減することが報告されており[7]、検討に値する。肝機能障害患者を対象とした臨床試験は実施されていないが、海外の薬物動態試験の結果より、肝障害により薬物動態は変化しないと考えられている[7]。

●経口吸収が良好である

錠剤は、体重40kg以上の小児に対して使用可能である[1]。顆粒剤では40kg未満の小児に対しても使用可能であるが、適応ごとに最高用量が設定されており、最高用量を超過しないように注意が必要である[6]。

バラシクロビルは1日3回服用です。適応症により1回服用時の用量が異なるため、患者面談における病状確認が重要です。

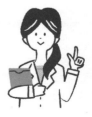

コラム

バラシクロビルを服用する際にどのようなことに注意する？

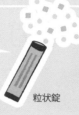

粒状錠

　バラシクロビル先発品の錠剤は、18.5mm × 7.3mm × 6.1mm と比較的大きく、患者から半分に割ってよいかという質問を受けることがある。半割や粉砕、噛み砕いたりしてもよいのだろうか。

　バラシクロビルの錠剤や顆粒は、苦味をマスキングするための工夫としてフィルムコーティングされている。半割や粉砕、噛み砕いたり、長時間口の中に含んだりすることで、フィルムコーティングがなくなり、苦味を感じることがある。そのため、原則半割や粉砕はせず、内服後は速やかに嚥下したほうがよいと指導すべきである。バラシクロビル先発品のインタビューフォームでは、小児に服用させる際の食品との配合に関するデータが載っているので[7]、服薬指導の際に参考にするとよい。また、後発品のなかには、粒状錠と呼ばれる直径約 3.2mm ×厚さ約 3.3mm の剤形も登場しており、錠剤や顆粒が服用しづらい患者では検討してもよいだろう。

<参考文献>

● Drug Information

添付文書 バルトレックス錠 500mg 2020 年 12 月改訂（第 1 版）
添付文書 バルトレックス顆粒 50% 2020 年 12 月改訂（第 1 版）
医薬品インタビューフォーム バルトレックス錠 500mg, バルトレックス顆粒 50% 2023 年 2 月改訂（第 2 版）
1：添付文書 バルトレックス錠
2：添付文書 アメナリーフ錠 200mg 2023 年 2 月改訂（第 2 版）
3：MSD マニュアルプロフェッショナル版 水痘（アクセス：2023 年 3 月 5 日）
4：MSD マニュアルプロフェッショナル版 帯状疱疹（アクセス：2023 年 3 月 5 日）
5：添付文書 ゾビラックス錠 200mg・400mg 2020 年 12 月改訂（第 1 版）
6：添付文書 バルトレックス顆粒
7：医薬品インタビューフォーム バルトレックス錠, バルトレックス顆粒

プレガバリン

Point

- プレガバリンは多くの国々および学会における神経障害性疼痛に対するおもな薬剤の一つである
- 本剤の投与によりめまい、傾眠、意識消失等があらわれ、自動車事故に至った例もあり、添付文書では服用中の自動車運転などが禁止されている
- 導入時は忍容性を確認しながら漸増し、投与中止時は漸減が必要な薬剤である

Drug Information

代表的な製品名	リリカ
剤　形	【錠・OD錠】25mg、75mg、150mg

禁　忌
本剤の成分に対し過敏症の既往歴のある患者

効能・効果
❶神経障害性疼痛
❷線維筋痛症に伴う疼痛

用法・用量
【神経障害性疼痛】初期用量としてプレガバリン1日150mgを1日2回に分けて経口投与し、その後1週間以上かけて1日用量として300mgまで漸増。1日最高用量は600mgを超えないこととし、いずれも1日2回に分けて経口投与
【線維筋痛症に伴う疼痛】初期用量としてプレガバリン1日150mgを1日2回に分けて経口投与し、その後1週間以上かけて1日用量として300mgまで漸増した後、300〜450mgで維持。1日最高用量は450mgを超えないこととし、いずれも1日2回に分けて経口投与

重大な副作用
めまい、傾眠、意識消失、心不全、肺水腫、横紋筋融解症、腎不全、血管浮腫、低血糖、間質性肺炎、ショック、アナフィラキシー、皮膚粘膜眼症候群(Stevens-Johnson症候群)、多形紅斑、劇症肝炎、肝機能障害

相互作用
【併用禁忌】なし
【併用注意】中枢神経抑制剤(オピオイド系鎮痛剤)、オキシコドン、ロラゼパム、アルコール(飲酒)、血管浮腫を引き起こす薬剤(アンジオテンシン変換酵素阻害薬等)、末梢性浮腫を引き起こす薬剤(チアゾリジン系薬剤等)

代　謝
ほとんど代謝されない

排　泄
おもに尿中

肝・腎機能別の投与量調整の必要性	【肝機能障害時】添付文書上の記載なし 【腎機能障害時】CLcr値を参考として本剤の投与量および投与間隔を調節すること。また、血液透析を受けている患者では、CLcr値に応じた1日用量に加えて、血液透析を実施した後に本剤の追加投与を行うこと。投与量表あり（添付文書参照）
妊婦・授乳婦への投与	【妊婦】治療上の有益性が危険性を上回ると判断される場合にのみ投与すること。動物実験で、胎児異常（低体重、限局性浮腫の発生率上昇、骨格変異、骨化遅延等）、出生児への影響（体重低下、生存率の低下、聴覚性驚愕反応の低下、発育遅延、生殖能に対する影響等）が報告されている 【授乳婦】本剤投与中は授乳を避けさせること。本剤はヒト母乳中への移行が認められている
海外での発売状況	米国および欧州各国を含む100カ国以上。プレガバリン口腔内崩壊錠は海外では承認されていない
自動車運転等の注意	本剤の投与によりめまい、傾眠、意識消失等があらわれ、自動車事故に至った例もあるので、本剤投与中の患者には、自動車の運転等危険を伴う機械の操作に従事させないよう注意すること
後発医薬品の有無	あり
OTCの有無	なし

(2023年2月時点)

参考／おもな同種同効薬（神経障害性疼痛治療薬）

成分名	代表的な製品名	用法	自動車運転等の注意
ミロガバリンベシル酸塩	タリージェ	1日2回　経口投与	従事させないよう十分注意すること
デュロキセチン塩酸塩	サインバルタ	1日1回　経口投与（朝食後）	危険を伴う機械を操作する際には十分注意させること

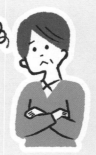

Case 58歳 男性

●診断名：帯状疱疹後神経痛
●特記事項：仕事はデスクワーク、自動車運転はしない、サイクリングが趣味、電車通勤、CLcr80mL/min

処方箋

Rp1. プレガバリン OD 錠 75mg
1回1錠1日2回 朝食後・寝る前 7日分

「神経障害性疼痛薬物療法ガイドライン改訂第2版」[1]では、神経障害性疼痛に対して、プレガバリン、三環系抗うつ薬、ワクシニアウイルス接種家兎炎症皮膚抽出物質、オピオイド鎮痛薬などが用いられる。なかでもα$_2$δリガンドの神経障害性疼痛に対する有効性は十分に知られており、日本ペインクリニック学会をはじめ多くの国々および学会におけるおもな薬剤の一つである。

Case は帯状疱疹後神経痛に対する処方で、CLcr80mL/min であることから、初期用量として、プレガバリン OD錠75mg 1回1錠1日2回での導入は妥当であろう。添付文書に「本剤投与中の患者には、自動車の運転など危険を伴う機械の操作に従事させないよう注意すること」と記載があり、本患者は自動車運転を行わないことは確認できている。趣味のサイクリングについてもプレガバリン内服中は控えるよう指導する。服薬指導時は、めまいや傾眠といった副作用の発現頻度が比較的高いこと、特に高齢者では転倒のリスクが高く注意が必要であることを説明する。忍容性を確認し、1週間以上かけて1日用量として 300mg まで漸増可能である。

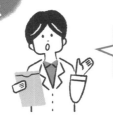

特 徴
注意点

プレガバリンは副作用にめまいや傾眠があり、頻度としては 20% を超えます。特に高齢者では転倒の危険があるため注意が必要です。

●高齢者への投与

プレガバリンの使用成績調査において、65 歳以上の患者における浮動性めまいが 9.7%、傾眠が 5.8% 認められており、65 歳未満の患者と比較し高い発現率であると注意喚起されている。高齢者に対しては、めまい、傾眠などへの注意とあわせ、転倒にも注意するよう服薬指導が必要である。また、高齢者では腎排泄能が低下している可能性があり、低用量から開始することも考慮すべきである。

●相互作用が少ない

ほとんど代謝されず腎臓から排泄される薬剤である。また、肝薬物代謝酵素チトクロム P450 の各分子種の阻害作用や誘導作用は認められない。さらに、ヒト血漿蛋白にほとんど結合しないことから薬物相互作用を引き起こす可能性は低いと考えられている。しかし、作用機序不明であるが併用注意とされる薬剤も存在するため注意が必要である[2]。

●食事による影響

日本人健康成人を対象として、絶食時および食後にプレガバリンを 150mg 単回経口投与したときの浮動性めまいの発現率は、食後投与の 5.3%(1/19 例) と比べ、絶食時投与 30.8%(12/39 例) で高かった[3]。また、薬物動態試験では、食後投与において C_{max} の低下、T_{max} の延長を認めているが、AUC の低下は約 8 %であり、服用タイミングによる効果の差はわずかである[3]。

プレガバリンは痛いときにだけ飲むのではなく、
一定期間飲み続けることで痛みの軽減が期待できます。

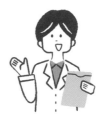

コラム

プレガバリンによる
依存・中毒・離脱症状はあるの？

オピオイドでは比較的周知されているが、プレガバリンに関してもこれらを示唆する報告がある。英国では、プレガバリン関連の死亡が 2012 年の 4 例から 2016 年には 111 例に急増したことを受け、薬物乱用法（The Misuse of Drug Act）のクラス C 薬物（精神安定剤や睡眠薬など、依存や乱用につながる可能性のある薬物）に指定することを決めたと BMJ online 2018 年 10 月 16 日が報じている[4]。この規制は 2019 年 4 月から発効されており、処方日数は最長 28 日に制限され、人々がプレガバリンを他人に渡したり売ったりすることは違法となる。また、米国の添付文書では「医師は薬物乱用歴を評価し、本剤の誤用や乱用の徴候がないかどうか患者を観察する」と記載がある[5]。

プレガバリンの投与を中止する場合は、少なくとも 1 週間以上かけて徐々に減量することが添付文書にも記載されており、急激な中止により不眠・悪心・頭痛・下痢・不安・多汗などの離脱症状があらわれることがあると注意喚起されている。本邦において、プレガバリンは神経障害性疼痛に対するおもな薬剤の一つとして頻用されているが、こうした危険性も踏まえたうえで調剤・服薬指導を行う必要がある。

＜参考文献＞
● Drug Information
添付文書 リリカカプセル 25mg・75mg・150mg, リリカ OD 錠 25mg・75mg・150mg 2023 年 2 月改訂（第 4 版）
医薬品インタビューフォーム リリカカプセル 25mg・75mg・150mg 2022 年 7 月改訂（第 2 版）
1：日本ペインクリニック学会 . 神経障害性疼痛薬物療法ガイドライン 改訂第 2 版 ,2016
2：医薬品インタビューフォーム リリカカプセル
3：添付文書 リリカカプセル , リリカ OD 錠
4：Pregabalin and gabapentin become controlled drugs to cut deaths from misuse,http://doi.org/10.1136/bmj.k4364（アクセス：2023 年 2 月 25 日）
5：米国添付文書 LYRICA 04/03/2020

甲状腺ホルモン製剤

レボチロキシンナトリウム水和物

Point
- レボチロキシンナトリウム（以下：レボチロキシン）は甲状腺ホルモンを補充する T$_4$ 製剤であり、半減期が長いため血中濃度の維持に使用される
- 多くの相互作用があり、処方時には併用薬の確認が重要である
- 免疫チェックポイント阻害薬による副作用では副腎皮質機能も低下していることがあり、その場合はまず副腎皮質ホルモンの補充を先行して行う

Drug Information

代表的な製品名	チラーヂンS	剤　形	【錠】12.5μg、25μg、50μg、75μg、100μg 【散】0.01%　【注】200μg
禁　忌	新鮮な心筋梗塞のある患者	効能・効果	❶粘液水腫　❷クレチン病　❸甲状腺機能低下症（原発性および下垂体性）　❹甲状腺腫

用法・用量	レボチロキシンナトリウムとして25 ～ 400μgを1日1回経口投与

重大な副作用	狭心症、肝機能障害、黄疸、副腎クリーゼ、晩期循環不全、ショック、うっ血性心不全

相互作用	【併用禁忌】なし 【併用注意】クマリン系抗凝結剤(ワルファリンカリウム等)、交感神経刺激剤(アドレナリン、ノルアドレナリン、エフェドリン・メチルエフェドリン含有製剤)、強心配糖体製剤(ジゴキシン、ジギトキシン等)、血糖降下剤(インスリン製剤、スルフォニル尿素系製剤等)、コレスチラミン、コレスチミド、鉄剤、アルミニウム含有制酸剤、炭酸カルシウム、炭酸ランタン水和物、セベラマー塩酸塩、ポリスチレンスルホン酸カルシウム、ポリスチレンスルホン酸ナトリウム、フェニトイン製剤、カルバマゼピン、フェノバルビタール、アミオダロン、経口エストロゲン製剤(結合型エストロゲン、エストラジオール、エストリオール等)

代　謝	全身の末梢細胞（特に肝臓、腎臓等）	排　泄	糞中および尿中

肝・腎機能別の投与量調整の必要性	【肝機能障害時】添付文書上の記載なし 【腎機能障害時】添付文書上の記載なし

妊婦・授乳婦への投与	【妊婦】治療上の有益性が危険性を上回ると判断される場合にのみ投与すること 【授乳婦】治療上の有益性および母乳栄養の有益性を考慮し、授乳の継続または中止を検討すること

海外での発売状況	米国等	自動車運転等の注意	記載なし

後発医薬品の有無	あり	OTCの有無	なし

参考／おもな同種同効薬(甲状腺ホルモン製剤)

成分名	代表的な製品名	用法	甲状腺ホルモンの種類
リオチロニンナトリウム	チロナミン	1日1回　経口投与	T_3製剤

処方例

Case1　40歳　女性

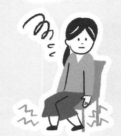

- ●診断名：橋本病
- ●特記事項：甲状腺機能低下および浮腫あり

処方箋

Rp1. レボチロキシン錠 50μg
1回1錠 1日1回 朝食後 30日分

- -

Case2　75歳　女性

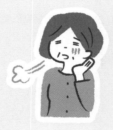

- ●診断名：胃がん
- ●特記事項：抗がん剤治療中（ニボルマブ）

処方箋

Rp1. レボチロキシン錠 12.5μg
1回1錠 1日1回 朝食後 30日分

**処方
解説**

　　代表的な甲状腺疾患であるバセドウ病は男女比1：3〜5、橋本病は男女比1：20〜30と女性に圧倒的に多い疾患である[1]。甲状腺機能低下症は原発性甲状腺機能低下症、中枢性甲状腺機能低下症、甲状腺ホルモン不応症・抵抗症に分類され、原因は多岐にわたる[2]。

　　Case 1は、橋本病に対しレボチロキシンが処方されている。甲状腺腫のみであれば経過観察となることが多いが、甲状腺刺激ホルモン（以下：TSH）高値および甲状腺ホルモン（以下：FT_4）低値の顕在性甲状腺機能低下症ではレボチロキシンによる補充が妥当だろう。

　　Case 2は、免疫チェックポイント阻害薬投与に伴う甲状腺機能低下症に対しレボチロキシンが処方されている。甲状腺細胞における PD-L1 および PD-L2 の発現が関与していることが示唆されており[3]、CTCAE Grade 2以上の場合はレボチロキシンによ

る補充を行う。高齢者あるいは心疾患を有する患者では 12.5μg/ 日より開始する[4]。

甲状腺ホルモンの補充には、通常 T4 製剤のレボチロキシンが使用される。重度の甲状腺機能低下により惹起される粘液水腫性昏睡ではレボチロキシンに加え、T3 製剤のリオチロニンを併用することもある[5]。

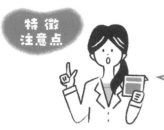

特徴
注意点

甲状腺ホルモンは全身の細胞に作用し代謝を調節しているため、急激にホルモンが増加すると思わぬ症状があらわれることがあります。少量から開始し漸次増量していくことが望ましい薬剤です。

●甲状腺機能低下に対する投与

甲状腺から分泌されるおもな甲状腺ホルモンは T4 である。T4 は前駆ホルモンと考えられ、活性型の甲状腺ホルモンである T3 に変換され生理作用を発揮する[2]。T3 製剤のリオチロニンは作用が強力でチロナミンのT_{max}は2.4 時間と短く[6]、T4 製剤と比べ心筋梗塞を起こしやすいため、甲状腺ホルモンの補充は半減期が長く血中濃度を維持しやすい T4 製剤のレボチロキシンを通常は用いる。

●相互作用

レボチロキシンは薬剤相互作用が多く、ワルファリンカリウムと併用する際はワルファリンカリウムの作用が増強することがあるため、プロトロンビン時間を確認しながら用量調節を行う[7,8]。レボチロキシン開始時には併用薬剤の確認が重要である。

●副腎皮質機能の確認

甲状腺機能低下に対し、レボチロキシンを投与する前に副腎皮質機能の確認が必要である。副腎機能低下症を合併している場合、レボチロキシンを先に投与すると副腎皮質ホルモンの代謝が亢進され、急性副腎不全に陥る危険がある。副腎不全が存在する場合には、ヒドロコルチゾンの投与を先に行い、2 ～ 3 日後から甲状腺ホルモン補充療法を開始する[4]。特に免疫チェックポイント阻害薬投与時には両者が起こる可能性があり、定期的な検査が必要である。

TSH が高く FT4 が正常の場合、潜在性甲状腺機能低下症と診断されます。自覚症状はないことがほとんどですが、TSH が 10mIU/L 以上の場合は治療対象となります。

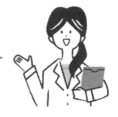

コラム

甲状腺ホルモンは体の中で
どのような働きをしているの？

　甲状腺ホルモンは、T_4 として1日に約130nmoL産生・分泌される（高齢者では産生量が低下する）。一方、T_3 の産生量は約50nmoLであり、甲状腺機能を反映するのはおもに T_4 である。甲状腺ホルモンは体内で成長、骨・腸の発育、脳の発達・分化、基礎心拍数、糖代謝、脂質代謝、体温調節など生命維持に重要な役割を担う。多くが血漿蛋白と結合しており細胞内に入ることができないが、遊離型（FT_4、FT_3）は末梢細胞に入り、活性を示す[2]。

　甲状腺機能低下症では代謝機能が低下することで無気力、疲労感、むくみ、寒がり、体重増加、動作緩慢、記憶力低下、便秘などが起こる[9]。重度かつ長期にわたり甲状腺ホルモンが欠乏すると、粘液水腫性昏睡と呼ばれる意識障害・精神症状、低体温・徐脈・低血圧などの症状をきたすことがあり、正しい治療が行われないと生命にかかわる[2]。

　チラーヂンSは発売開始から50年以上経つ薬ではあるが、生命維持に必要な甲状腺ホルモンを補充する重要な薬剤として位置づけられている。

＜参考文献＞

● Drug Information

添付文書 チラーヂンS錠 12.5μg・25μg・50μg・75μg・100μg, チラーヂンS散 0.01% 2021年4月改訂（第1版）
医薬品インタビューフォーム チラーヂンS錠 12.5μg・25μg・50μg・75μg・100μg, チラーヂンS散 0.01% 2021年4月改訂（第12版）
1：内分泌代謝疾患レジデントマニュアル第4版, 医学書院, 2017
2：甲状腺疾患診療マニュアル改訂第3版, 診断と治療社, 2020
3：Yamauchi I,Clinical Features of Nivolumab-Induced Thyroiditis: A Case Series. Thyroid. 2017 Jul;27(7):894-901.（PMID: 28537531）
4：日本臨床腫瘍学会. がん免疫療法ガイドライン第2版, 金原出版, 2019
5：田中祐司, 他, 粘液水腫性昏睡の診断基準と治療方針. 日本甲状腺学会雑誌. 2013 May;4(1):47-52.
6：医薬品インタビューフォーム チロナミン錠 5mcg・25mcg,2019年6月改訂（第4版）
7：添付文書 チラーヂンS錠, チラーヂンS散
8：医薬品インタビューフォーム チラーヂンS錠, チラーヂンS散
9：一般社団法人日本内分泌学会 http://www.j-endo.jp/modules/patient/index.php?content_id=38（アクセス：2023年2月7日）

アレンドロン酸ナトリウム水和物

Point

- アレンドロン酸ナトリウム水和物（以下：アレンドロン酸）は椎体、非椎体、大腿骨近位部いずれの部位の骨折予防効果も示されている
- 食事との相互作用や食道・口腔障害を防ぐため、服用方法に注意が必要である
- 多様な剤形、投与間隔を選択することができる

Drug Information

代表的な製品名	ボナロン、フォサマック	剤形	【錠】5mg、35mg 【経口ゼリー】35mg 【静注】900μg

禁忌

1 食道狭窄またはアカラシア（食道弛緩不能症）等の食道通過を遅延させる障害のある患者
2 30分以上上体を起こしていることや立っていることのできない患者
3 本剤の成分あるいは他のビスホスホネート系薬剤に対し過敏症の既往歴のある患者
4 低カルシウム血症の患者

効能・効果（35mg製剤）　骨粗鬆症

用法・用量　アレンドロン酸として35mgを1週間に1回、朝起床時に水約180mLとともに経口投与。なお、服用後少なくとも30分は横にならず、飲食（水を除く）ならびにほかの薬剤の経口摂取も避ける

重大な副作用　食道・口腔内障害、胃・十二指腸障害、肝機能障害、黄疸、低カルシウム血症、中毒性表皮壊死融解症(TEN)、皮膚粘膜眼症候群(Stevens-Jhonson症候群)、顎骨壊死・顎骨骨髄炎、外耳道骨壊死、大腿骨転子下、近位大腿骨骨幹部、近位尺骨骨幹部等の非定型骨折

相互作用　【併用禁忌】なし
【併用注意】カルシウム、マグネシウム等の金属を含有する経口剤

代謝　代謝されない　　**排泄**　おもに腎臓

肝・腎機能別の投与量調整の必要性	【肝機能障害時】添付文書上の記載なし 【腎機能障害時】 1. 重篤な腎機能障害のある患者を対象とした臨床試験は実施していない 2. 国内の医療情報データベースを用いた疫学調査において、骨粗鬆症の治療にビスホスホネート系薬剤を使用した腎機能障害患者のうち、特に、高度な腎機能障害患者（eGFRが30mL/min/1.73m^{2}未満）で、腎機能が正常の患者と比較して低カルシウム血症（補正血清カルシウム値が8mg/dL未満）のリスクが増加したとの報告がある

妊婦・授乳婦への投与	【妊婦】治療上の有益性が危険性を上回ると判断される場合にのみ投与すること 【授乳婦】治療上の有益性および母乳栄養の有益性を考慮し、授乳の継続または中止を検討すること。動物実験（ラット）で乳汁中へ移行することが報告されている

海外での発売状況	米国、英国、ドイツ、イタリア、フランス、カナダ、スイス、オーストラリア等	自動車運転等の注意	記載なし

後発医薬品の有無	あり	OTCの有無	なし

（2023年3月時点）

参考／おもな同種同効薬（ビスホスホネート系薬）

成分名	代表的な製品名	規格	剤形	投与間隔
ミノドロン酸水和物	ボノテオ	1mg	錠	1日1回
		50mg		4週間に1回
リセドロン酸ナトリウム水和物	ベネット	2.5mg	錠	1日1回
		17.5mg		1週間に1回
		75mg		1カ月に1回
ゾレドロン酸水和物	リクラスト	5mg	点滴静注	1年に1回
イバンドロン酸ナトリウム水和物	ボンビバ	100mg	錠	1カ月に1回
		1mg	静脈内投与	

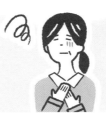

処方例

Case 64歳 女性

●診断名：関節リウマチ
●特記事項：錠剤が飲み込みにくい

処方箋

Rp1. アレンドロン酸経口ゼリー 35mg　　　1回1包 1週間に1回 起床時 4日分
Rp2. プレドニゾロン散1％ 1g　　　　　　　1日1回 朝食後 28日分
Rp3. ランソプラゾール OD錠 15mg　　　　1回1錠 1日1回 朝食後 28日分

処方解説

　アレンドロン酸は「骨粗鬆症の治療と予防ガイドライン2015年版」[1]で、大腿骨近位部骨折リスクの高い患者に対して第一選択薬としてあげられている。閉経後の骨粗鬆症において、椎体骨折、非椎体骨折、大腿骨近位部骨折、手関節部骨折に対する抑制効果が確認されている。

　また、ステロイド性骨粗鬆症の治療においても有用であり、「ステロイド性骨粗鬆症の管理と治療ガイドライン 2014年改訂版」[2]では、経口ステロイドを3カ月以上使用中あるいは使用予定の骨折危険因子のスコア評価が3点以上の患者において、第一選択薬剤として位置づけられている。Caseは同ガイドラインに準じ、骨粗鬆症予防目的としてアレンドロン酸の選択は妥当であろう。

　嚥下機能に応じて錠剤と経口ゼリーの使い分けや、患者の希望に応じて1週間に1回もしくは1カ月に1回製剤の使い分けなどができる。寝たきりや定期的な通院が困難な患者では1年に1回の静注製剤の選択も可能である。

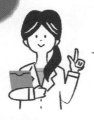

1日1回から1年に1回と投与間隔がさまざまで、内服に加え注射製剤があり、患者さんのライフスタイルに合わせて選択できます。

●服用上の注意

水以外の飲み物（カルシウムやマグネシウムなどを多く含むミネラルウォーター、コーヒー、ジュースを含む）や食べ物、ほかの薬剤と一緒に内服すると、薬剤の吸収が悪くなる可能性がある。また、食道・口腔内障害を起こす可能性があるため、上体を起こした状態で、コップ1杯の水（約180mL）と一緒に内服し、少なくとも30分間は横にならない。薬剤を噛んだり、口の中で溶かしたりせずに内服する[3]。

●腎機能障害時の投与量

本剤は腎排泄型の薬剤だが、腎機能に応じた投与量は添付文書上に記載はない。しかし、重篤な腎機能障害のある患者に投与した場合、排泄が阻害されて血中濃度が持続し、低カルシウム血症などの副作用が発現する可能性があるので、慎重に投与する[3]。

●歯科受診時の注意

ビスホスホネート系薬剤による治療を受けている患者において、顎骨壊死・顎骨骨髄炎があらわれることがある。抜歯などの顎骨に対する侵襲的な歯科処置や局所感染に関連して発現している。本剤の投与開始前に、侵襲的な歯科処置をできる限りすませる。歯科受診時に本剤の使用を歯科医師に告知して侵襲的な歯科処置はできる限り避け、必要に応じて休薬するなど適切な対応をとる[3]。

薬剤の効果をうまく発揮させるために、服用上の注意を十分に患者さんに説明しましょう。飲み忘れのないように確認を行いましょう。

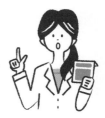

コラム

なぜ、アレンドロン酸は週1回内服が可能になったの？

　医薬品のなかには、薬物に特殊な工夫を施すことで半減期や血中濃度などを調節した徐放製剤がある。薬剤の徐放化により服用回数を減少させることが可能となる。アレンドロン酸は1日1回内服の薬剤にどのような工夫を施して週1回内服することが可能になったのだろうか？

　アレンドロン酸のインタビューフォームには、「1日1回5mgの7倍量となる35mgを含有する錠剤を週1回製剤として開発した」と記載がある。間歇投与と連日投与の効果を検討した非臨床試験において、ビスホスホネート系では一定期間の範囲内で総投与量が同一であれば、投与回数にかかわらず、骨に対して同程度の効果が得られることが認められている[4]。

　骨表面に分布したアレンドロン酸の半減期は比較的長く、骨吸収期間より短い期間内に十分量投与すれば、アレンドロン酸の骨吸収抑制作用は、投与頻度よりもむしろ総投与量に依存する。骨代謝回転（骨吸収と骨形成の繰り返し）における骨吸収期間は約2〜4週間と推定されており、実際に1日1回から週1回までの投与頻度の範囲内において、総投与量が同じであれば同程度の骨量減少抑制作用が認められた[5]。このような骨代謝回転とアレンドロン酸の特徴から、より簡便な週1回内服での治療が可能となった。

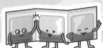

<参考文献>

● Drug Information

添付文書 ボナロン錠 35mg 2023年1月改訂（第3版）
医薬品インタビューフォーム ボナロン錠 5mg・35mg, ボナロン経口ゼリー 35mg 2022年3月改訂（第14版）
1：日本骨粗鬆症学会／日本骨代謝学会／骨粗鬆症財団 . 骨粗鬆症の予防と治療ガイドライン 2015年版 , ライフサイエンス出版 ,2015
2：鈴木康夫 , 他：ステロイド性骨粗鬆症の管理と治療ガイドライン 2014年改訂版 , 大阪大学出版会 ,2014
3：医薬品インタビューフォーム ボナロン錠 , ボナロン経口ゼリー
4：医薬品インタビューフォーム ベネット錠 2.5mg・17.5mg・75mg 2023年1月改訂（第25版）
5：独立行政法人医薬品医療機器総合機構 . フォサマック OW 錠 35mg, ボナロン OW 錠 35m 審査報告書（2006年6月1日）

エルデカルシトール

Point

- エルデカルシトールはカルシウム吸収促進作用に加えて強い骨代謝改善作用があり半減期も長いため、骨粗鬆症に対して有効性が高く、単独使用でも効果が期待できる
- ステロイド性骨粗鬆症に対して使用する場合、尿中カルシウム排泄増加を助長する可能性があり勧められない
- 剤形が錠剤およびカプセルのため、特に高齢者では嚥下の評価が必要である

Drug Information

代表的な製品名	エディロール	剤 形	【錠】0.5μg、0.75μg 【カプセル】0.5μg、0.75μg

禁 忌	妊婦、妊娠している可能性のある女性または授乳婦	効能・効果	骨粗鬆症

用法・用量	【成人】エルデカルシトールとして1日1回0.75μgを経口投与

重大な副作用	高カルシウム血症、急性腎障害、尿路結石

相互作用	【併用禁忌】なし 【併用注意】ジギタリス製剤（ジゴキシン等）、カルシウム製剤（乳酸カルシウム、炭酸カルシウム等）、ビタミンDおよびその誘導体（アルファカルシドール、カルシトリオール等）、PTH製剤（テリパラチド）、マグネシウムを含有する製剤（酸化マグネシウム、炭酸マグネシウム等）

代 謝	肝臓	排 泄	健康成人：尿中は認めず ラット：尿中、糞中

肝・腎機能別の投与量調整の必要性	【肝機能障害時】重度の肝機能障害患者は臨床試験では除外。具体的な記載なし 【腎機能障害時】具体的な記載なし

妊婦・授乳婦への投与	【妊婦】妊婦または妊娠している可能性のある女性には投与しないこと 【授乳婦】授乳を避けさせること

海外での発売状況	中国（カプセル）	自動車運転等の注意	記載なし

後発医薬品の有無	あり	OTCの有無	なし

（2023年2月時点）

参考／おもな同種同効薬（経口活性型ビタミンD₃製剤）

成分名	代表的な製品名	用 法	適 応	剤 形
アルファカルシドール	アルファロール	1日1回 経口投与	ビタミンD代謝異常に伴う諸症状、慢性腎不全、副甲状腺機能低下症、ビタミンD抵抗性クル病・骨軟化症、骨粗鬆症	錠、散、カプセル、内用液
カルシトリオール	ロカルトロール	1日2回 経口投与（骨粗鬆症）	ビタミンD代謝異常に伴う諸症状の改善、慢性腎不全、副甲状腺機能低下症、クル病・骨軟化症、骨粗鬆症	カプセル
ファレカルシトリオール	ホーネル	1日1回 経口投与	維持透析下の二次性副甲状腺機能亢進症、副甲状腺機能低下症における低カルシウム血症とそれに伴う諸症状の改善、クル病・骨軟化症に伴う諸症状の改善	錠

処方例

Case 60歳 女性

●診断名：骨粗鬆症
●特記事項：前腕骨骨折の既往あり、筋力低下あり

処方箋

Rp1. エルデカルシトール錠 0.75μg　　　　　　1回1錠 1日1回 朝食後 30日分
Rp2. アレンドロン酸ナトリウム水和物錠 35mg　1回1錠 週に1回 起床時 4日分

処方解説

　「骨粗鬆症の予防と治療ガイドライン2015年版」[1]において、活性型ビタミンD₃製剤は骨密度上昇効果および骨折抑制効果が認められており、骨粗鬆症の治療に広く使用されている。また、エルデカルシトールは消化管からのカルシウム吸収促進作用に加えて強い骨吸収抑制作用を有しており、アルファカルシドールおよびカルシトリオールに比べ骨密度上昇効果、骨折予防効果が高い。

　Caseは、前腕骨骨折の既往がある骨粗鬆症に対し、エルデカルシトール、アレンドロン酸ナトリウム水和物が処方されている。アレンドロン酸ナトリウム水和物を併用することで筋力の改善が期待でき、転倒を機に起こることが多い前腕骨骨折の予防には有用と考える。

　また、活性型ビタミンD₃製剤は高カルシウム血症を起こすことがあり、添付文書[2]では3〜6カ月に1回程度定期的に血清カルシウム値を測定することが記載されている。

原発性副甲状腺機能亢進症や悪性腫瘍、腎機能障害がある患者では特に注意が必要である。高カルシウム血症による臨床症状として倦怠感、いらいら感、嘔気、口渇感などがあり、患者への指導が必要である。

特 徴
注意点

> サプリメントとして市販されているビタミン D は天然型です。骨密度上昇および骨折抑制効果は活性型のほうが高く、重複して飲まないよう患者さんに説明しましょう。

●骨粗鬆症に対する効果

ビタミン D_3 の最終活性化物がカルシトリオールであり、アルファカルシドールはそのプロドラッグである。エルデカルシトールは骨粗鬆症治療薬として、より強力な骨量増加作用をもたせることを目的として合成されたカルシトリオールの誘導体である。骨密度上昇および骨折抑制効果に加え、QOL についてもエルデカルシトールはアルファカルシドールを上回る評価が得られている[1]。

●ステロイド性骨粗鬆症患者への投与

ステロイド性骨粗鬆症について、「ステロイド性骨粗鬆症の管理と治療ガイドライン」[3]では、「エルデカルシトールはステロイド性骨粗鬆症に対する臨床試験のデータはなく、またステロイドによる尿中カルシウム排泄増加を助長するリスクも否定できないことから推奨しない」と述べられており、アルファカルシドールおよびカルシトリオールに比べ推奨度は低い。

●嚥下機能低下患者への投与

剤形についてエルデカルシトールは錠剤・カプセル、カルシトリオールはカプセルのみに対し、アルファカルシドールは錠、散、カプセル、内用液と選択肢が多い。また、カプセルは軟カプセル剤で厚みがあるため、飲み込みづらさを訴える患者がいる。軟カプセルは中に油性の液体が入っているため、調剤時に粉砕は不可である[4]。錠剤・カプセルの嚥下が困難な場合、アルファカルシドールの散剤および内用液が有用な可能性があり、調剤前に患者の嚥下機能を確認する必要がある。

> エルデカルシトールは動物実験において催奇形性作用、乳汁中への移行が報告されています。「妊婦、妊娠している可能性のある女性または授乳婦」には禁忌となるので注意が必要です[2]。

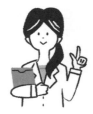

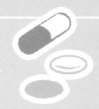

コラム

硬カプセル剤と軟カプセル剤の違い

　カプセル剤は硬カプセル剤と軟カプセルの2種類があり[5]、苦味や刺激など服用しにくい薬剤を飲みやすくしたり、適切な方法により腸溶性や徐放性といった特徴をもたせることも可能である。では、硬カプセル剤と軟カプセル剤の違いは何だろうか。

　硬カプセル剤はゼラチンでつくられていることが多く、おもに散剤や顆粒剤が充填されている。大きさは一番小さい5号からもっとも大きい000号の8規格があり、充填する薬剤の量によって決められている。

　軟カプセルはゼラチンなどの基材に可塑剤を加えることで硬カプセルよりも弾力があり、液状やペースト状の油性物を充填することができる。球状や楕円形などの形状があり、エディロールカプセル（エルデカルシトール）も軟カプセルに該当する。球状の軟カプセルは一見錠剤に見えるが粉砕などしないこと、転がりやすいためシートから取り出す際はカップに入れるなど、患者に説明する必要がある。アルファロールカプセル（アルファカルシドール）、ロカルトロールカプセル（カルシトリオール）も同様に軟カプセルであるが、アルファロールカプセルは球状、ロカルトロールカプセルは楕円形の製剤である。

＜参考文献＞

● Drug Information

添付文書 エディロールカプセル 0.5μg・0.75μg 2023 年 1 月改訂（第 3 版）, エディロール錠 0.5μg・0.75μg 2022 年 12 月改訂（第 2 版）

医薬品インタビューフォーム エディロールカプセル 0.5μg・0.75μg 2023 年 1 月改訂（第 11 版）, エディロール錠 0.5μg・0.75μg 2022 年 12 月改訂（第 4 版）

1：日本骨粗鬆症学会 / 日本骨代謝学会 / 骨粗鬆症財団 . 骨粗鬆症の予防と治療ガイドライン 2015 年版 , ライフサイエンス ,2015

2：添付文書 エディロールカプセル

3：Suzuki Y,Guidelines on the management and treatment of glucocorticoid-induced osteoporosis of Japanese Society for Bone and Mineral Research:2014 update. 2014 Jul;32(4):337-50.（PMID:24818875）

4：錠剤・カプセル剤粉砕ハンドブック 第 8 版 , じほう ,2019

5：添付文書 エディロールカプセル , エディロール錠

ノルエチステロン・エチニルエストラジオール（ルナベル配合錠）

Point

- ノルエチステロン・エチニルエストラジオール（以下：NET/EE）は月経困難症に適応を有する低用量エストロゲン・プロゲスチン配合薬（以下：LEP）である
- NET/EE はエストロゲンの含有量が異なる 2 製剤を有し、患者の状況に応じて選択可能であるほか、わが国で承認されている LEP のなかで唯一後発医薬品が発売されている
- LEP は低用量経口避妊薬（以下：OC）と同様に血栓リスクなどがあるため、服薬指導の際は高血圧の既往、喫煙歴などの確認のほか、手術前後の休薬も必要である

Drug Information

代表的な製品名	ルナベル	剤 形	【配合錠】LD（NET：1mg/EE：0.035mg）、ULD（NET：1mg/EE：0.02mg）

禁 忌

1. 本剤の成分に対し過敏性素因のある患者
2. エストロゲン依存性悪性腫瘍（たとえば乳がん、子宮内膜がん）、子宮頸がんおよびその疑いのある患者
3. 診断の確定していない異常性器出血のある患者
4. 血栓性静脈炎、肺塞栓症、脳血管障害、冠動脈疾患またはその既往歴のある患者
5. 35歳以上で1日15本以上の喫煙者
6. 前兆（閃輝暗点、星型閃光等）を伴う片頭痛の患者
7. 肺高血圧症または心房細動を合併する心臓弁膜症の患者、亜急性細菌性心内膜炎の既往歴のある心臓弁膜症の患者
8. 血管病変を伴う糖尿病患者（糖尿病性腎症、糖尿病性網膜症等）
9. 血栓性素因のある患者
10. 抗リン脂質抗体症候群の患者
11. 手術前4週以内、術後2週以内、産後4週以内および長期間安静状態の患者
12. 重篤な肝障害のある患者
13. 肝腫瘍のある患者
14. 脂質代謝異常のある患者
15. 高血圧のある患者（軽度の高血圧の患者を除く）
16. 耳硬化症の患者
17. 妊娠中に黄疸、持続性そう痒症または妊娠ヘルペスの既往歴のある患者
18. 妊婦または妊娠している可能性のある患者
19. 授乳婦
20. 骨成長が終了していない可能性がある患者

ノルエチステロン・エチニルエストラジオール（ルナベル配合錠）

| 効能・効果 | ❶月経困難症　❷生殖補助医療における調節卵巣刺激の開始時期の調整 |

用法・用量
【月経困難症】1日1錠を毎日一定の時刻に21日間経口投与し、その後7日間休薬。以上28日間を投与1周期とし、出血が終わっているか続いているかにかかわらず、29日目から次の周期の錠剤を投与し、以後同様に繰り返す
【生殖補助医療における調節卵巣刺激の開始時期の調整】1日1錠を毎日一定の時刻に、通常、14〜21日間経口投与

重大な副作用
血栓症(四肢、肺、心、脳、網膜等)、アナフィラキシー

相互作用
【併用禁忌】なし
【併用注意】副腎皮質ホルモン(プレドニゾロン等)、三環系抗うつ剤(イミプラミン等)、セレギリン塩酸塩、シクロスポリン、テオフィリン、オメプラゾール　チザニジン　リファンピシン、リファブチン　バルビツール酸系製剤(フェノバルビタール等)、ヒダントイン系製剤(フェニトインナトリウム等)、カルバマゼピン、ボセンタン、モダフィニル、トピラマート　テトラサイクリン系抗生物質(テトラサイクリン等)、ペニシリン系抗生物質(アンピシリン等)　テルビナフィン塩酸塩　Gn-RH誘導体(ブセレリン酢酸塩等)　血糖降下剤(インスリン製剤、スルホニル尿素系製剤、スルフォンアミド系製剤、ビグアナイド系製剤等)　ラモトリギン、モルヒネ、サリチル酸　HIVプロテアーゼ阻害剤(ネルフィナビルメシル酸塩、ホスアンプレナビル(リトナビル併用時)、リトナビル、ダルナビル(リトナビル併用時)、ロピナビル・リトナビル配合剤、アタザナビル)、非ヌクレオシド系逆転写酵素阻害剤(ネビラピン、エトラビリン)　アプレピタント、ホスアプレピタント　フルコナゾール　ボリコナゾール　アセトアミノフェン　ルフィナミドセイヨウオトギリソウ(St.John's Wort、セント・ジョーンズ・ワート)含有食品

| 代　謝 | おもに肝臓 | 排　泄 | 尿中、糞中(おもに糞中) |

肝・腎機能別の投与量調整の必要性
【肝機能障害時】重篤な肝障害がある患者：投与しないこと
肝障害のある患者：減量規定はないが、「代謝能が低下しており肝臓への負担が増加するため、症状が増悪することがある」との記載あり
【腎機能障害時】減量・中止の規定はないが、「腎疾患またはその既往歴のある患者：ナトリウムまたは体液の貯留により症状が増悪することがある」との記載あり

妊婦・授乳婦への投与
【妊婦】妊婦または妊娠している可能性のある女性には投与しないこと。妊娠が確認された場合には投与を中止すること
【授乳婦】投与しないこと。母乳の量的質的低下が起こることがある

| 海外での発売状況 | 米国で同成分が承認されているが、本邦の承認内容と対象疾患が異なっている | 自動車運転等の注意 | 記載なし |

| 後発医薬品の有無 | あり | OTCの有無 | なし |

成分名	代表的な製品名	効能・効果	用法・用量（抜粋）
ドロスピレノン・エチニルエストラジオールベータデクス	ヤーズ配合錠	月経困難症	1日1錠を毎日一定の時刻に定められた順に従って（淡赤色錠から開始する）28日間連続経口投与（以上28日間を1周期）
	ヤーズフレックス配合錠	●子宮内膜症に伴う疼痛の改善 ●月経困難症 ●生殖補助医療における調節卵巣刺激の開始時期の調整	＜月経困難症＞下記のいずれかを選択する。 ①1日1錠を経口投与。24日目までは出血の有無にかかわらず連続投与。25日目以降に3日間連続で出血（点状出血を含む）が認められた場合、または、連続投与が120日に達した場合は、4日間休薬。休薬後は出血が終わっているか続いているかにかかわらず、連続投与を開始する。以後同様に連続投与と休薬を繰り返す ②1日1錠を24日間連続経口投与し、4日間休薬（以上28日間を投与1周期）
レボノルゲストレル・エチニルエストラジオール	ジェミーナ配合錠	●月経困難症 ●生殖補助医療における調節卵巣刺激の開始時期の調整	＜月経困難症＞下記のいずれかを選択する。 ①1日1錠を毎日一定の時刻に21日間連続経口投与し、その後7日間休薬（以上28日間を1周期） ②1日1錠を毎日一定の時刻に77日間連続経口投与し、その後7日間休薬（以上84日間を1周期）

処方例

Case 25歳 女性

●診断名：月経困難症

●特記事項：以前からひどい月経痛で市販の痛み止めを薬局で購入して内服していたが、改善しないため婦人科を受診したところ、子宮内膜症に伴う月経困難症と診断された。
ロキソプロフェン錠服用中、高血圧の既往、喫煙なし

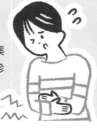

処方箋

Rp1. ノルエチステロン・エチニルエストラジオール 0.02 配合錠（ルナベル配合錠 ULD）
1回1錠 1日1錠 21日分 21日間経口投与し、その後7日間休薬
初回は月経初日から5日目までに開始

処方
解説

　月経困難症は、月経時あるいは月経直前より始まる強い下腹部痛や腰痛を主症状とする病的症状であり、子宮内膜症などに起因する器質性月経困難症と特定の疾患のない機能性月経困難症に分類される。LEPの服薬により排卵が抑制され、「産婦人科診療ガイ

ドライン 婦人科外来編 2020」[4]では、鎮痛剤の効果が不十分な子宮内膜症に対し、LEPとプロゲスチンが第一選択とされ、特に月経困難症については高い有効性が示されている。また、「LEPは機能性月経困難症と器質性月経困難症の両方において月経痛を軽減する」との記載もある[5]。

　Caseでは、エチニルエストラジオール（エストロゲン）の含有量が少ないULD製剤が処方されている。エストロゲンは含有量が多いと血栓症のリスクが増し、含有量が少ないと不正出血のリスクが増加する。Caseで不正出血が継続する場合には、血栓症のリスク因子もないためエストロゲンの含有量が多いLD製剤への変更も可能と考えられる。

特徴 注意点

●エストロゲンの含有量が異なる2製剤がある

前述のとおり、NET/EEはプロゲスチンであるノルエチステロンの含有量は同じであるが、エチニルエストラジオールの含有量が異なるLD（Low Dose、EE：0.035mg）製剤、ULD（Ultra Low Dose、EE：0.02mg）製剤の2製剤が発売されている。両製剤の服用方法は21日間経口投与し、その後7日間休薬（28日を1周期）と同じであり、患者の血栓リスク、不正出血の有無により選択可能である。

● LEPのなかで唯一後発医薬品が発売されている

わが国では月経困難症に適応を有するLEP 3製剤が上市されているが、それぞれ服薬方法が異なり、患者の状況やライフサイクルに応じて選択される。NET/EEは唯一後発医薬品が発売されており、患者の経済的負担を軽減することができる。

●血栓症などのリスク

LEP・OCともに禁忌・慎重投与の項目が多いため、処方時には十分な問診が必要である[5]。薬剤師も服薬指導の際、高血圧の既往の有無、喫煙歴などのほか、手術前4週以内、術後2週以内は禁忌に該当するため手術予定などを確認する。

また、初めて服用する場合は服用開始日を医師から指示されているか、飲み忘れた際の対応、休薬期間の確認も服薬指導のポイントである。

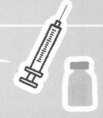

コラム　不妊治療の保険適応拡大

　2022年4月から、人工授精などの「一般不妊治療」、体外受精・顕微授精などの「生殖補助医療」に保険適用が拡大された[6]。本項で紹介したNET/EEも「生殖補助医療における調節卵巣刺激の開始時期の調整」の効能・効果が承認されたが、今まで自費診療であった薬剤が保険診療として処方され、薬局でも調剤する機会が増えている。表1におもに不妊治療に用いられる薬剤の一覧を示す。薬剤師も妊娠・不妊に関する基礎知識や体外受精を含めた薬剤の使い方、注意点について理解が必要であろう。

■表　おもに不妊治療に用いられる薬剤（2022年4月時点）

主な製品名	一般名	関連する効能・効果
ジュリナ錠0.5mg	エストラジオール	生殖補助医療における調節卵巣刺激の開始時期の調整 凍結融解胚移植におけるホルモン補充周期
エストラーナテープ0.72mgほか		
ディビゲル1mg		
ル・エストロジェル0.06%		
デュファストン錠5mg	ジドロゲステロン	生殖補助医療における調節卵巣刺激の開始時期の調整 調節卵巣刺激下における早発排卵の防止 生殖補助医療における黄体補充
ヒスロン錠5	メドロキシプロゲステロン酢酸エステル	生殖補助医療における調節卵巣刺激の開始時期の調整 調節卵巣刺激下における早発排卵の防止
ルトラール錠2mg	クロルマジノン酢酸エステル	生殖補助医療における調節卵巣刺激の開始時期の調整 生殖補助医療における黄体補充
ノアルテン錠(5mg)	ノルエチステロン	生殖補助医療における調節卵巣刺激の開始時期の調整
プラノバール配合錠	ノルゲストレル・エチニルエストラジオール	
ジェミーナ配合錠	レボノルゲストレル・エチニルエストラジオール	
ルナベル配合錠LDほか	ノルエチステロン・エチニルエストラジオール	
ヤーズフレックス配合錠	ドロスピレノン・エチニルエストラジオール ベータデスク	
スプレキュア点鼻薬0.15%	ブセレリン酢酸塩	生殖補助医療における早発排卵の防止 生殖補助医療における卵胞成熟
ナサニール点鼻薬0.2%	ナファレリン酢酸塩水和物	生殖補助医療における早発排卵の防止
ガニレスト皮下注0.25mgシリンジ	ガニレリクス酢酸塩	調節卵巣刺激下における早発排卵の防止
セトロタイド注射用0.25mg	セトロレリスク酢酸塩	

ノルエチステロン・エチニルエストラジオール（ルナベル配合錠）

HMG注射用75IU「フェリング」ほか	ヒト下垂体性性腺刺激ホルモン	生殖補助医療における調節卵巣刺激 間脳性（視床下部性）無月経、下垂体性無月経の排卵誘発
HMG筋注用75単位「F」ほか		
HMG筋注用75単位「あすか」ほか		
フォリルモンP注75ほか	精製下垂体性性腺刺激ホルモン	生殖補助医療における調節卵巣刺激 間脳性（視床下部性）無月経、下垂体性無月経の排卵誘発（多嚢胞性卵巣症候群の場合を含む）
uFSH注用75単位「あすか」ほか		
ゴナールエフ皮下注ペン300ほか	ホリトロピン　アルファ（遺伝子組換え）	生殖補助医療における調節卵巣刺激 視床下部−下垂体機能障害または多嚢胞性卵巣症候群に伴う無排卵および希発排卵における排卵誘発 低ゴナドトロピン性男子性腺機能低下症における精子形成の誘導
レコベル皮下注12μgペンほか	ホリトロピン　デルタ（遺伝子組換え）	生殖補助医療における調節卵巣刺激
クロミッド錠50mg	クロミフェンクエン酸	生殖補助医療における調節卵巣刺激 乏精子症における精子形成の誘発
フェマーラ錠2.5mg	レトロゾール	多嚢胞性卵巣症候群における排卵誘発 原因不明不妊における排卵誘発 生殖補助医療における調節卵巣刺激
メトグルコ錠500mgほか	メトホルミン塩酸塩	多嚢胞性卵巣症候群における排卵誘発（ただし、肥満、耐糖能異常、またはインスリンの抵抗性のいずれかを呈する患者に限る） 多嚢胞性卵巣症候群の生殖補助医療における調節卵巣刺激（ただし、肥満、耐糖能異常、またはインスリン抵抗性のいずれかを呈する患者に限る）
注射用HCG3,000単位「F」、同5,000単位「F」、10,000単位「F」	ヒト絨毛性性腺刺激ホルモン	無排卵症（不妊症） 生殖補助医療における卵胞成熟及び黄体化* 一般不妊治療（体内での受精を目的とした不妊治療）における排卵誘発及び黄体化* 生殖補助医療における黄体補充 造精機能不全による男子不妊症 低ゴナドトロピン精男子性腺機能低下症における精子形成の誘導** *　各製剤5000及び10000単位のみ **　ゴナトロピン注用5000単位のみ
オビドレル皮下注シリンジ250μg	コリオゴナドトロピンアルファ（遺伝子組換え）	視床下部−下垂体機能障害に伴う無排卵または希発排卵における排卵誘発および黄体化 生殖補助医療における卵胞成熟および黄体化
カバサール錠0.25mg	カベルゴリン	生殖補助医療に伴う卵巣過剰刺激症候群の発症抑制
ルテウム膣用坐薬400mg	プロゲステロン	生殖補助医療における黄体補充
ウトロゲスタン膣用カプセル200mg		
ルティナス膣錠100mg		
ワンクリノン膣用ゲル90mg		
バイアグラ錠25mgほか	シルデナフィルクエン酸塩	勃起不全（満足な性行為を行うに十分な勃起とその維持ができない患者）※
シアリス錠5mgほか	タダラフィル	

※保険適用対象となるのは、勃起不全による男性不妊のみ

＜参考文献＞

● Drug Information

添付文書 ルナベル配合錠 LD・ULD 2022 年 3 月改訂（第 3 版）

医薬品インタビューフォーム ルナベル配合錠 LD・ULD 2022 年 4 月改訂（第 18 版）

1：添付文書 ヤーズ配合錠　2020 年 6 月改訂（第 1 版）

2：添付文書 ヤーズフレックス配合錠 2022 年 9 月改訂（第 5 版）

3：添付文書 ジェミーナ配合錠　2022 年 3 月改訂（第 3 版）

4：日本産科婦人科学会 / 日本産婦人科医会 . 産婦人科診療ガイドライン 婦人科外来編 2020,2020

5：産婦人科診療ガイドライン 婦人科外来編 2020,https://www.jsog.or.jp/activity/pdf/gl_fujinka_2020.pdf
（アクセス：2023 年 2 月 28 日）

6：厚生労働省 . 不妊に関する支援について（令和 5 年 3 月 1 日時点版）,https://www.mhlw.go.jp/content/
20230301zentai.pdf（アクセス：2023 年 3 月 7 日）

索引

■監修者

佐橋幸子（さはし ゆきこ）

横浜市立大学附属病院及び横浜市立大学附属市民総合医療センター統括薬剤部長。臨床業務に加え、薬学生長期実務実習の受け入れや、医学部、看護大学院での教育を行っている。監修書に『これならわかる！看護に役立つ くすりの知識』『基礎からわかる類似薬の服薬指導』（ナツメ社）がある。

■編集：＊小池博文、＊小杉三弥子、＊川邊 桂、†牛島大介、＊川邊一寛、＊栗島直希、＊近藤潤一、＊畠山成寛

■執筆：＊宇山佳奈、＊江口雄太郎、＊大久保孝則、＊尾田未来、＊川邊桂、＊川邊一寛、＊後藤洋仁、＊小森智也、＊坂本 修、＊坂本靖宜、＊清水絢子、＊杉山菜穂、＊田中美玲、＊長井絵里奈、＊中川ちひろ、＊中村明日香、＊西垣哲太、＊畠山成寛、＊花谷直美、＊松本 芳、＊森 直樹、＊山口智子、＊山本 環、＊渡邉直優

＊印は横浜市立大学附属病院に所属　†印は横浜市立大学附属市民総合医療センターに所属

■執筆協力：石森康子、前田明子　　■デザイン・DTP：田島望美、門司美恵子（チャダル108）
■イラスト：石山綾子　　　　　　　■校正：夢の本棚社
■編集協力：株式会社KANADEL　　■編集担当：山路和彦（ナツメ出版企画株式会社）

本書に関するお問い合わせは、書名・発売日・該当ページを明記の上、下記のいずれかの方法にてお送りください。電話でのお問い合わせはお受けしておりません。
・ナツメ社webサイトの問い合わせフォーム
https://www.natsume.co.jp/contact
・FAX（03-3291-1305）
・郵送（下記、ナツメ出版企画株式会社宛て）
なお、回答までに日にちをいただく場合があります。
正誤のお問い合せ以外の書籍内容に関する解説・個別の相談は行っておりません。あらかじめご了承ください。

ナツメ社Webサイト
https://www.natsume.co.jp
書籍の最新情報（正誤情報を含む）は
ナツメ社Webサイトをご覧ください。

やさしくわかる頻用薬（ひんようやく）

2023年10月6日　初版発行

監修者　佐橋幸子（さはしゆきこ）　　　　Sahashi Yukiko,2023
発行者　田村正隆

発行所　**株式会社ナツメ社**
　　　　東京都千代田区神田神保町1-52 ナツメ社ビル1F（〒101-0051）
　　　　電話 03-3291-1257（代表）　FAX 03-3291-5761
　　　　振替 00130-1-58661

制　作　**ナツメ出版企画株式会社**
　　　　東京都千代田区神田神保町1-52　ナツメ社ビル3F（〒101-0051）
　　　　電話 03-3295-3921（代表）

印刷所　ラン印刷社

ISBN978-4-8163-7434-0　　　　　　　　Printed in Japan